# 2t《トン》の脂肪を消した

# 食欲リセットダイエット



とうひさよ 著
伊藤路奈 監修

あさ出版

今まで
ダイエットに
成功したことがない。

年々、体重が
落ちにくくなっている。

運動はしたくないし、
できれば食事制限も
したくない。

少しやせても、
すぐにリバウンド
してしまう。

「もう一生
やせることは
ムリだ……」と
あきらめている。

食欲リセットダイエットは、そんな、これまでダイエットに
苦しんできた方たちのためのものです。
私たちの体は、その**仕組み**さえきちんと理解し、
正しくアプローチすれば、
**おどろくほどカンタンにやせていきます。**

# ダイエット‼」

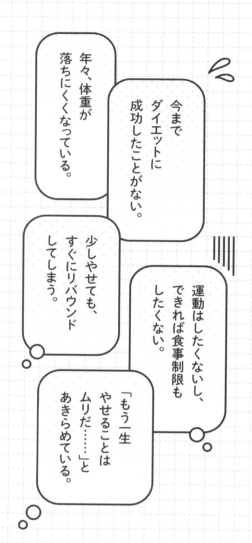

実際、食欲リセットダイエットはこれまで1000人以上が実践し、

- ☑ **99％以上が成功**
- ☑ **3カ月で平均7kg減**
- ☑ **半年以内のリバウンドなし**
- ☑ **健康診断の数値改善**
- ☑ **胸は減らずにお腹からやせる**

など、おどろきの結果をたくさん生み出してきました。

何度もダイエットに挑戦しては挫折してきた方こそ、

**このメソッドで、人生最後のダイエットを始めましょう！**

Last Chance Diet!

# これが「人生最後の

# 食欲リセットダイエット 4つのルール

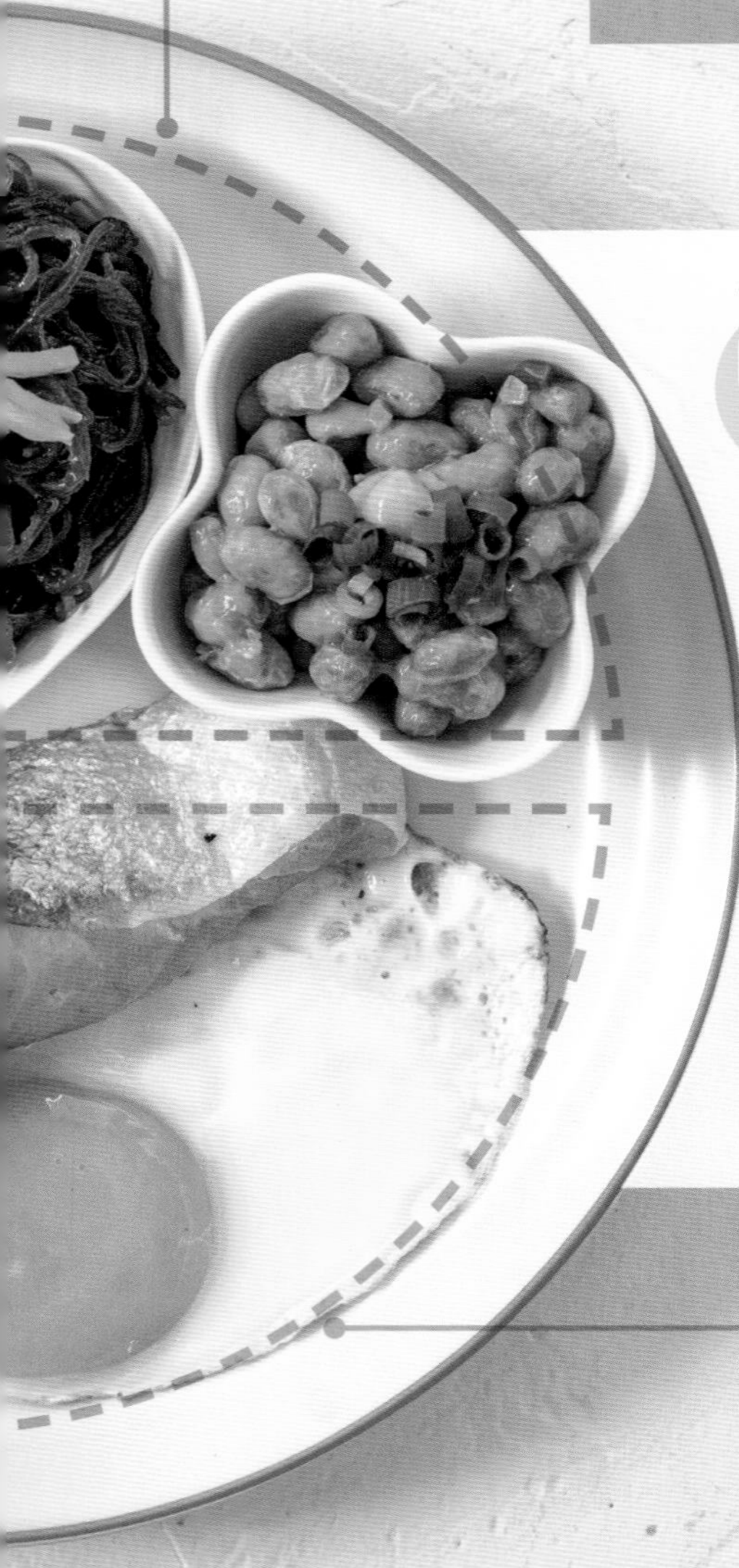


## RULE 1 食欲をリセットする「基準食」を食べよう！

基準食は「**メイン（タンパク質）3：副菜2：主食（糖質）1**」の黄金バランスで構成された食事のこと。このバランスで栄養を満たせば、過剰な食欲を上手にコントロールすることができるだけでなく、エネルギーが消費しやすい体になります。これを腹8分目まで食べましょう。

栄養さえ満たしていれば、食材も調理法も自由です！

詳細は44ページへ！

RULE 2

## 食べる順番は 最後に主食

食べる順番は、食欲を左右する血糖値をコントロールするうえでとても大切です。同じ食事内容でも食べる順番を変えるだけで、食べる量や太りやすさが大きく変わります。

守るべき順番は、**カーボラスト**。

まずはおかずから食べて、最後に主食を食べましょう。

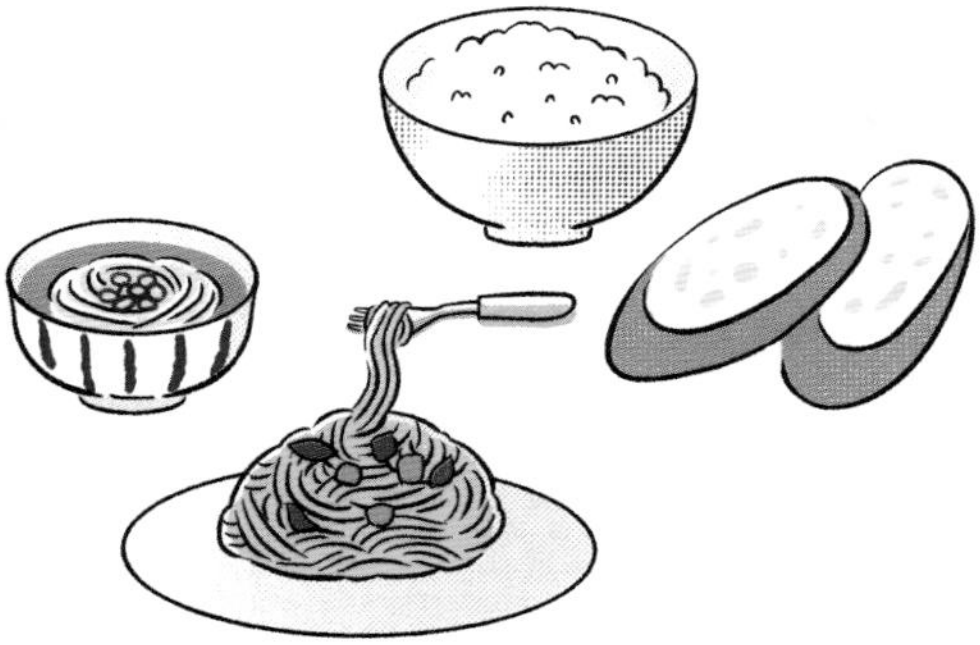

詳細は68ページへ!

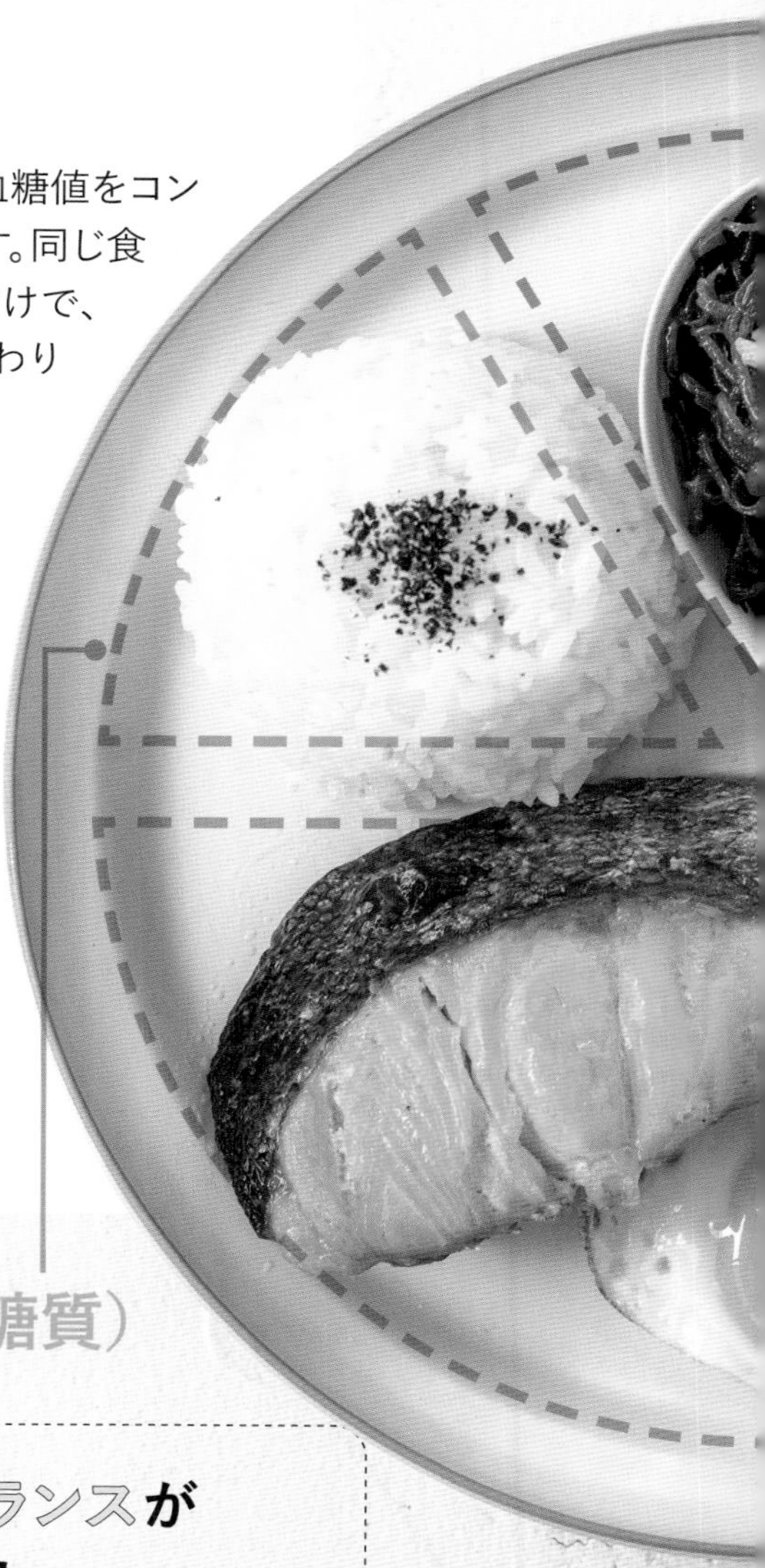


基準食

3:2:1の黄金バランスが **やせやすい体**をつくる!

RULE 3

## 食事間隔を 6時間空ける

食事をしたあと、私たちの体には「吸収モード」と「貯蔵モード」が訪れます。

その後、食後4〜7時間は脂肪が燃焼する「ダイエットモード」になりますが、7時間を超えると体は「飢餓モード」に入ります。

飢餓モード中には体がエネルギーを節約しようと代謝が下がるだけでなく、次に食事で入ってきたエネルギーを脂肪に変えてできるだけため込もうとしてしまいます。

この体の仕組みをうまく使い、食欲リセットダイエットでは**食事の間隔を6時間ずつ空けます**（なぜ6時間なのかは本文で詳しくお話しします）。

詳細は84ページへ！

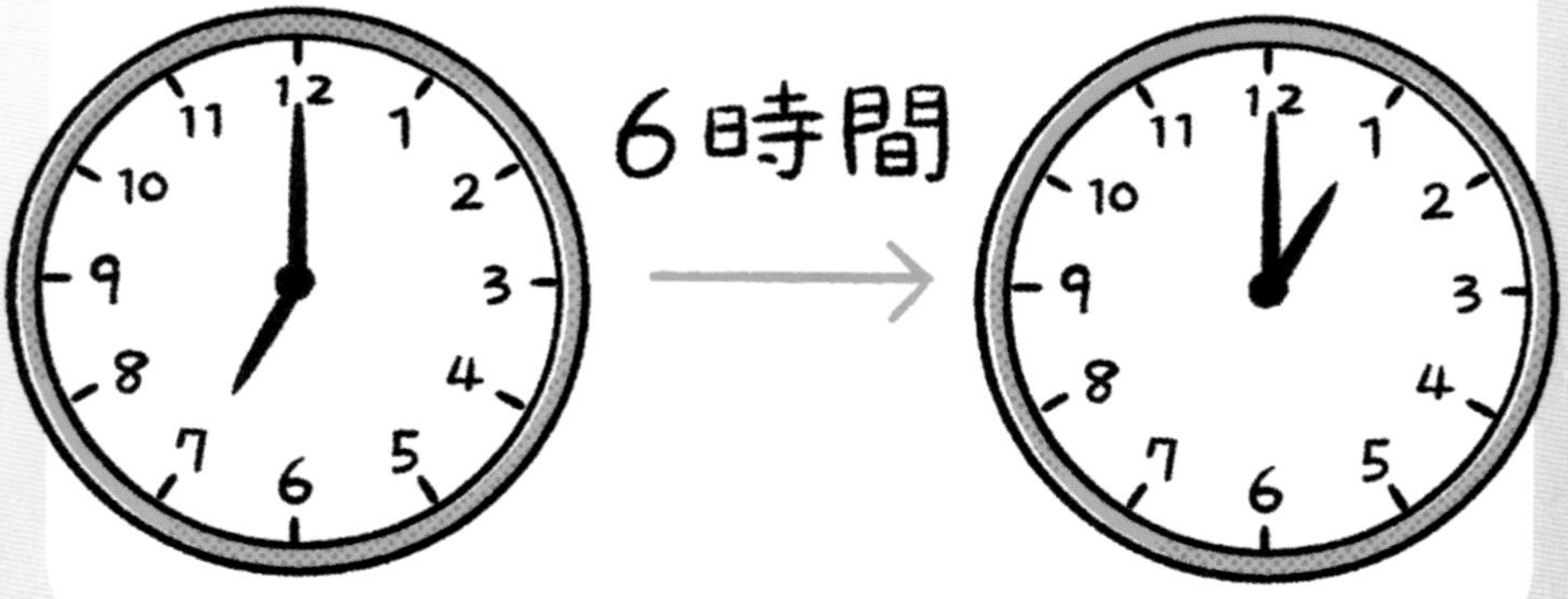

RULE 4

# 朝と夜に体重を量って代謝を確認する

代謝とは「食べたものをエネルギーに変えること」。代謝を上げるためには運動が必要だと思うかもしれませんが、そこには大きな誤解が。まず食事で代謝を上げてエネルギーを生み出してから、運動で消費する。この順番が大切です！

食欲リセットダイエットに取り組むと代謝は自然と上がっていきますが、代謝がきちんと上がっているか、下がっていないかを知ることができる方法が、朝晩の体重測定です。

夜から朝にかけての体重差から、**「夜間代謝」（寝ているときの代謝）を知る**ことができます。

日々の代謝具合がわかれば、ダイエットをさらに効果的に進めることができます！

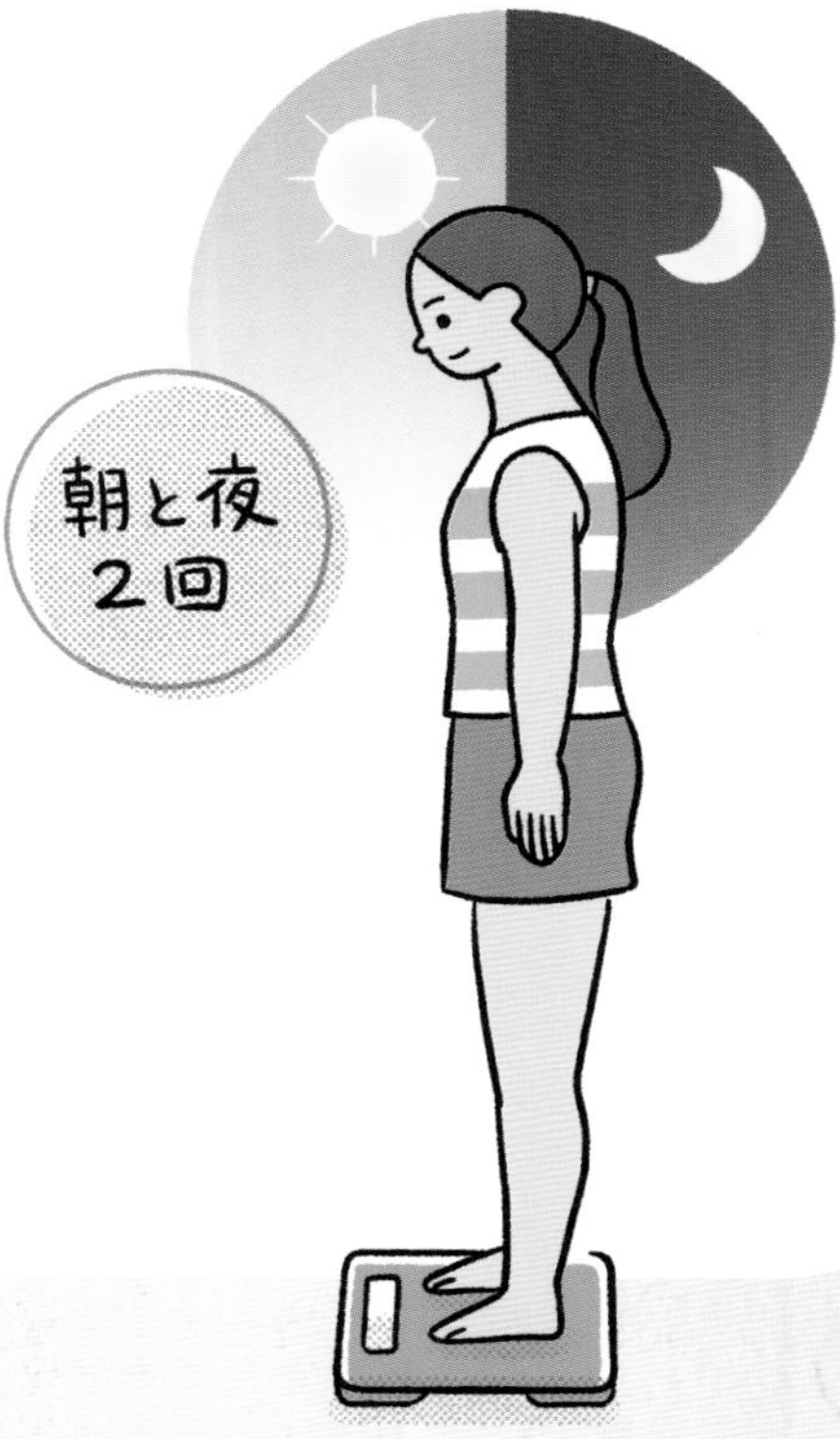


詳細は100ページへ！

# 体験者のビフォーアフター

Experiencer's Before / After

## FILE: 01 おいしいものを食べながらやせられた！

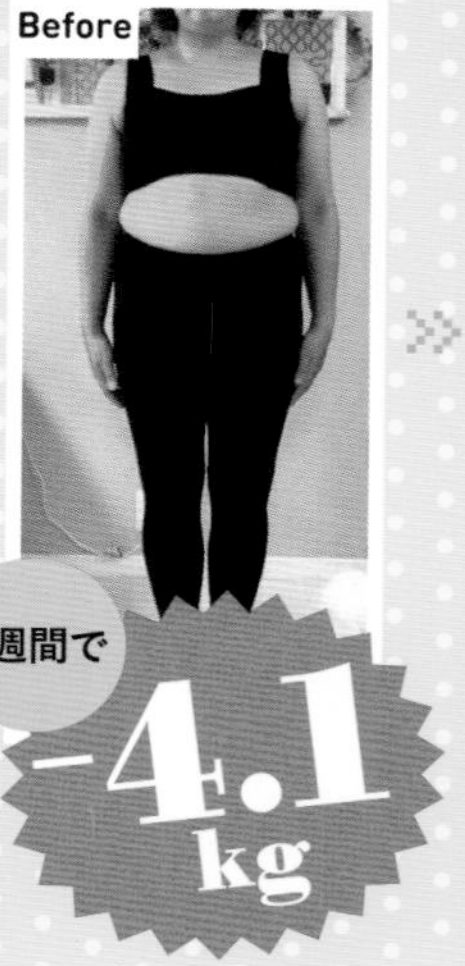


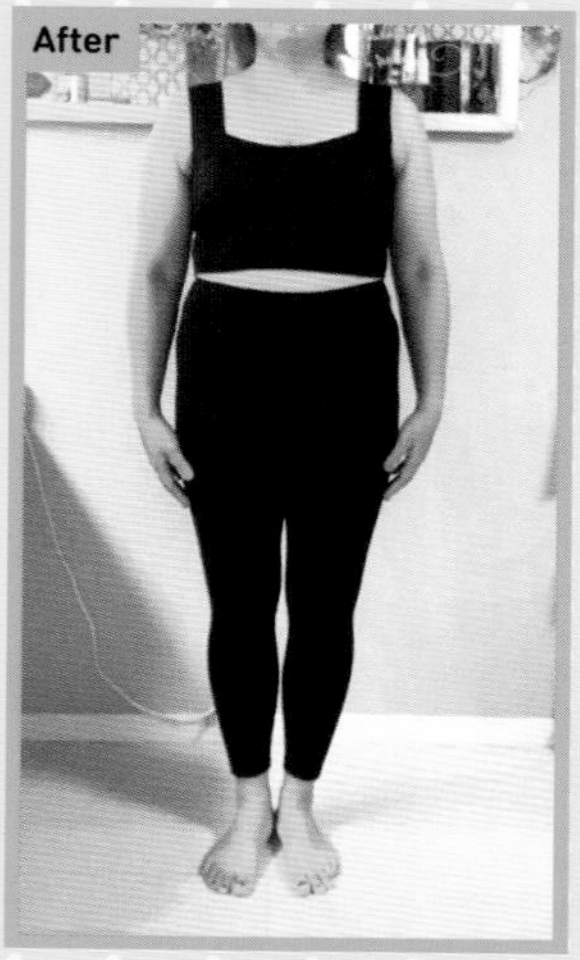


**Mさん（35歳）**

**76.3kg ≫ 72.2kg**

バーベキューやアフタヌーンティーなど、全くダイエットとは程遠い食事をしながらも、やせることができました。本当に食べてはいけないものはないのだと実感できました。今まで一度もやせたことがなかったのに、2週間で4.1kg減るなんて夢のようです！

## FILE: 02 何をしてもやせなかった下半身が細くなってビックリ！

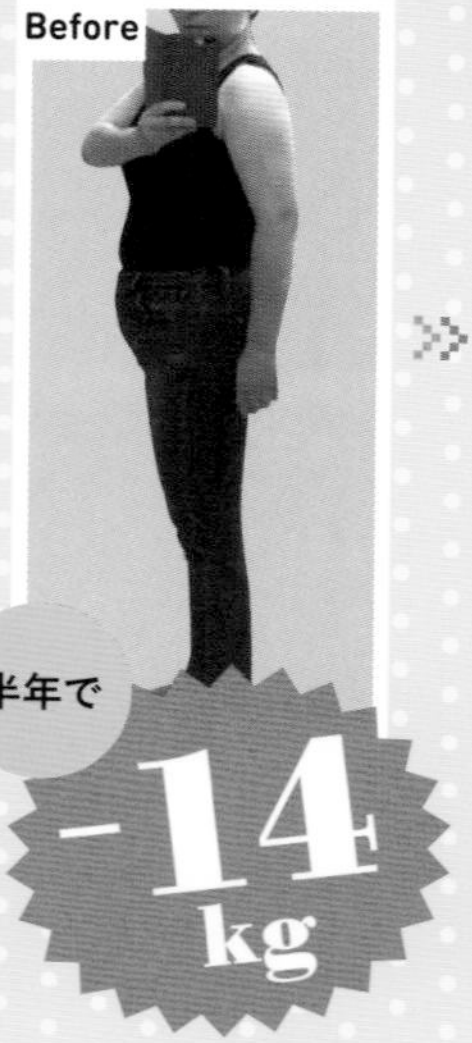


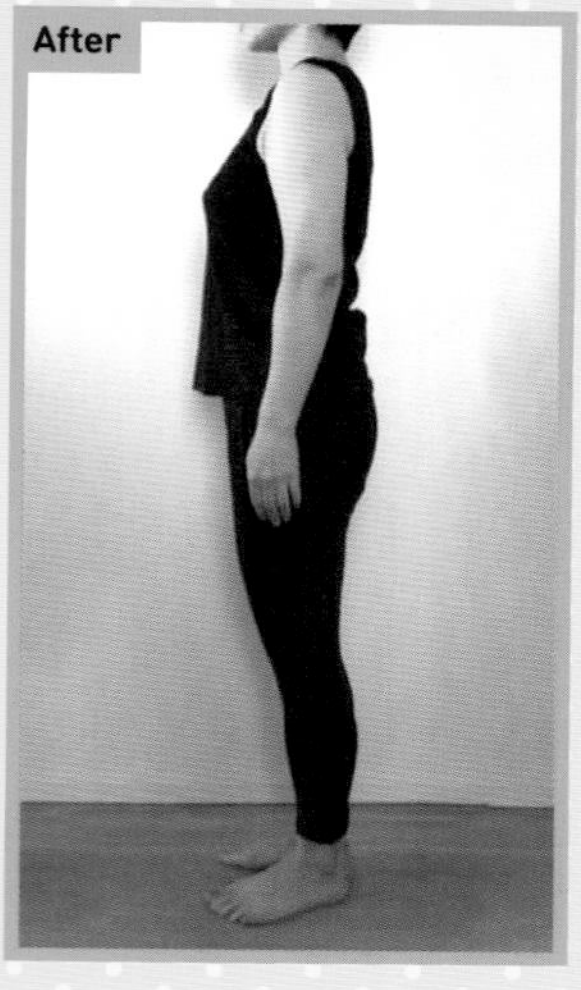


**Cさん（50歳）**

**71kg ≫ 57kg**

夫と週末に楽しむワインの時間は保ったまま、半年間で14kg減！お尻が大きいのは骨盤が開いているから仕方がないと思っていましたが、やせてみたらものすごく骨盤が小さいことがわかりました。まさか食事だけでやせるなんて思いもしませんでした！

FILE:

## 03 100kg回避！ もっと早く知りたかった！

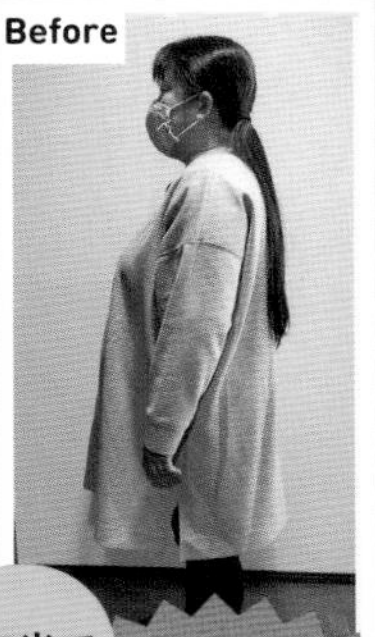


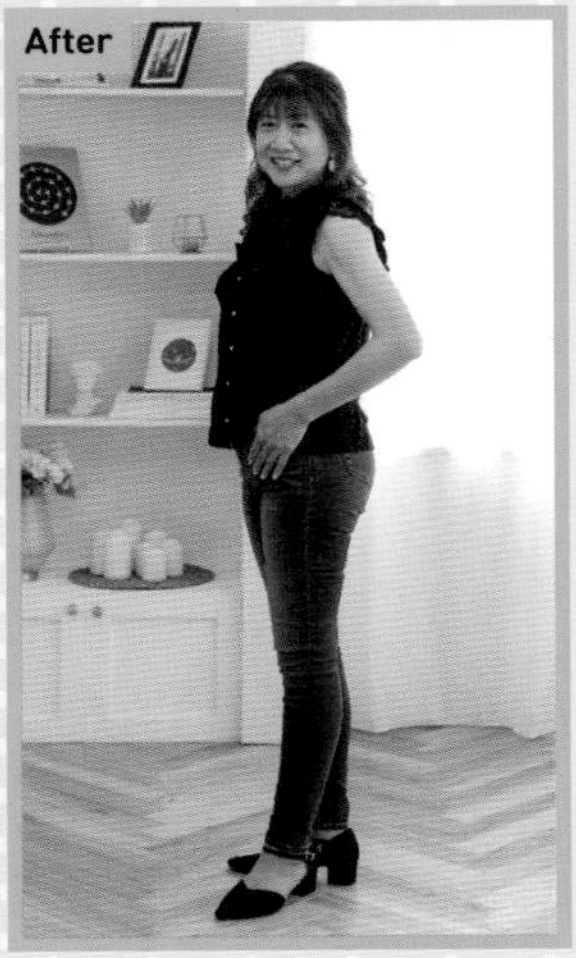


1年半で
−44kg

### Tさん（46歳）

**99.8kg » 55.8kg**

「もうすぐ100kgになってしまう！」。そんな焦りから始めましたが、特に大変なこともなくビックリ！ むしろ栄養が整って血糖値が安定したら、メンタルも安定して、子どもの反抗期とも寛大に付き合えました。44kgやせるまで、一度も停滞することがなかったです！

FILE:

## 04 やせて毎日が楽しくなりました！

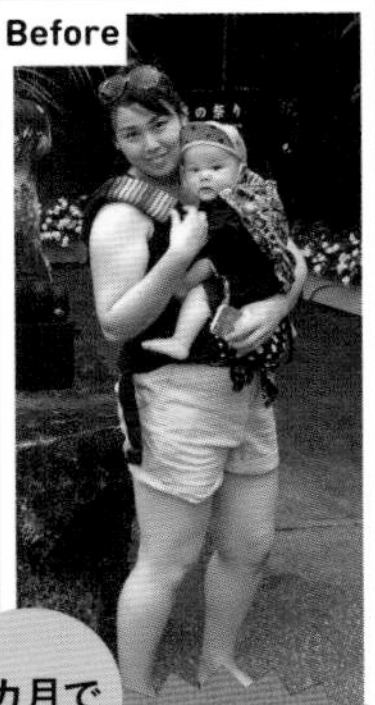


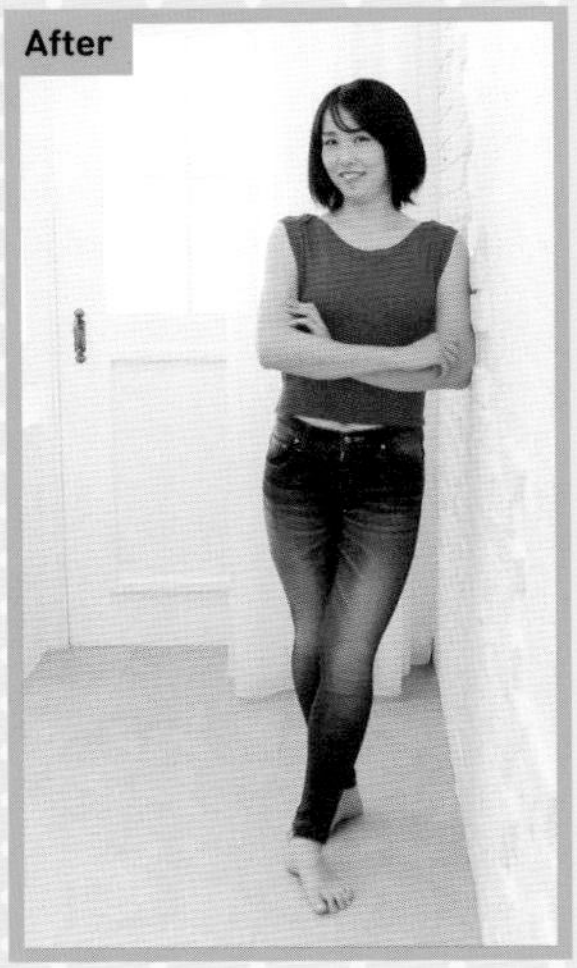


9カ月で
−20kg

### Kさん（37歳）

**74kg » 54kg**

看護師として糖尿病の患者さんをたくさん見ている中で「むずかしいことはムリだ！」と感じて、このダイエットをスタート。20kgやせたことで、自分の可能性を感じるようになり、苦手だと思っていたダンスやモデルに挑戦するなど新しい扉を開きました！

FILE:
## 05 たった2週間でぽっこりお腹スッキリ！

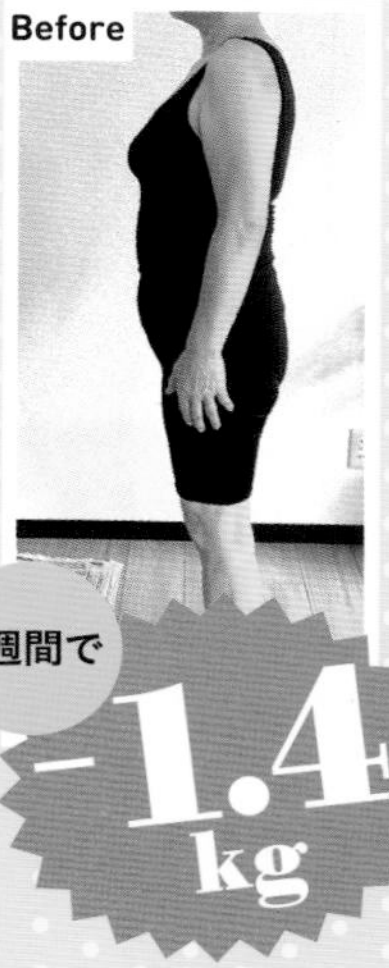


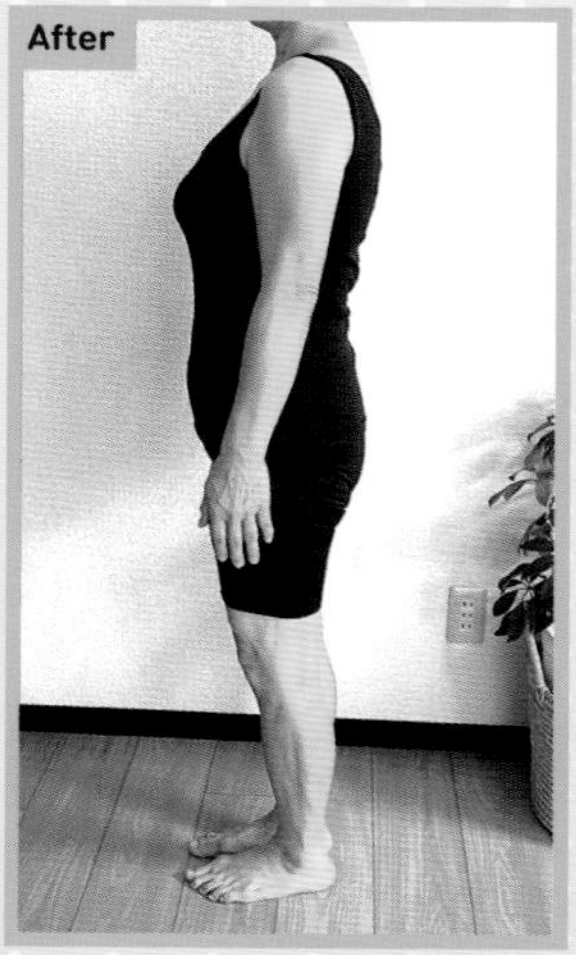


**Tさん（62歳）**

**59.8kg ≫ 58.4kg**

今までいい加減だった食事を見直したら、60代でもたった2週間でお腹まわりが細くなりました。途中で旅行に行ったりもしましたが、食べてはいけないものがないこのダイエットのおかげで、旅行とダイエットを両立することができました！

FILE:
## 06 一度も停滞することなくやせていきました！

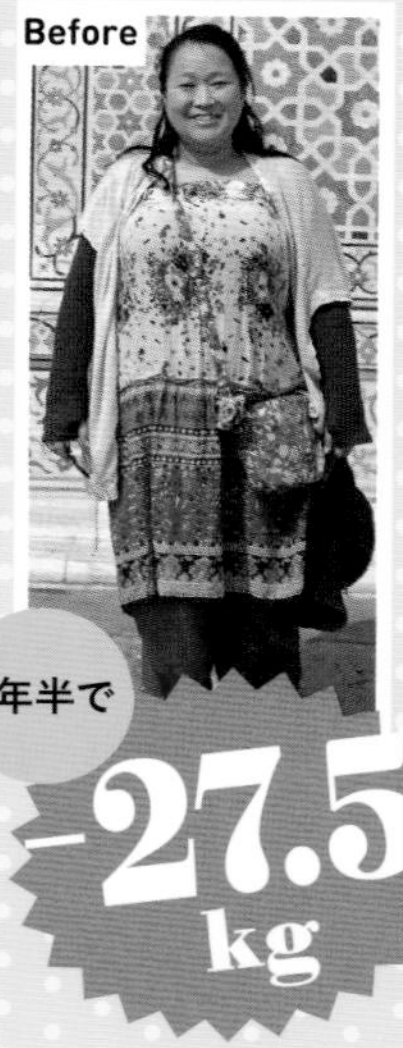


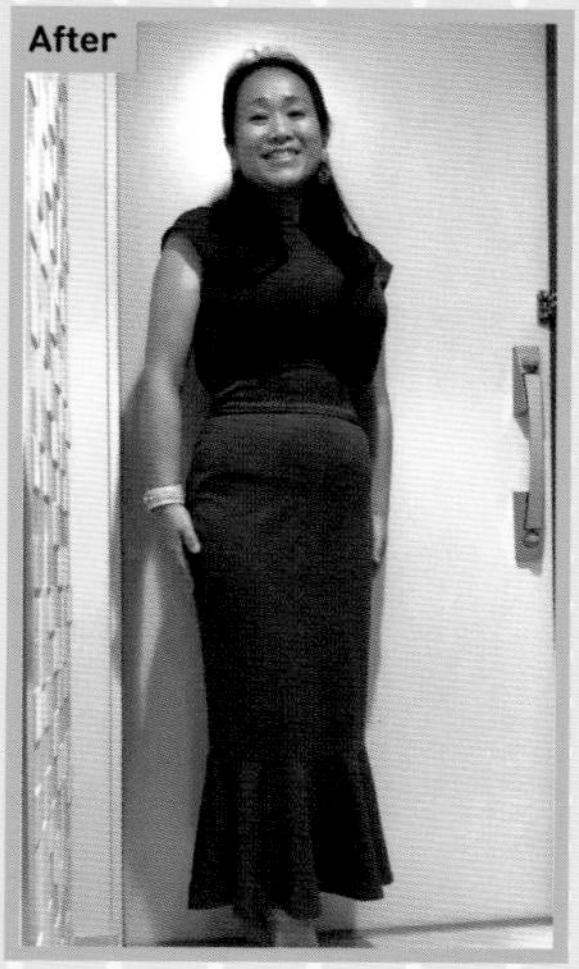


**Sさん（49歳）**

**84.4kg ≫ 56.9kg**

スタート体重が多いのでハイペースでやせるだろうと思っていましたが、始めてみたら1カ月で3kgしか減らず。しかし、その後一度も停滞することなく1年半で27.5kg減に成功！太っていた頃は何でもすぐにあきらめていましたが、やせて気持ちが前向きになりました。

FILE:
## 07 運動は自転車での子どもの送り迎えのみ！

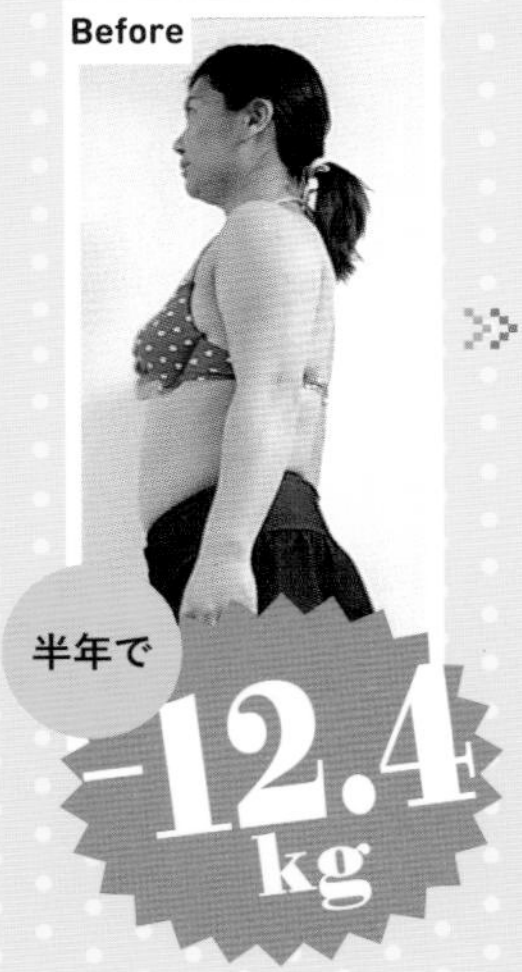


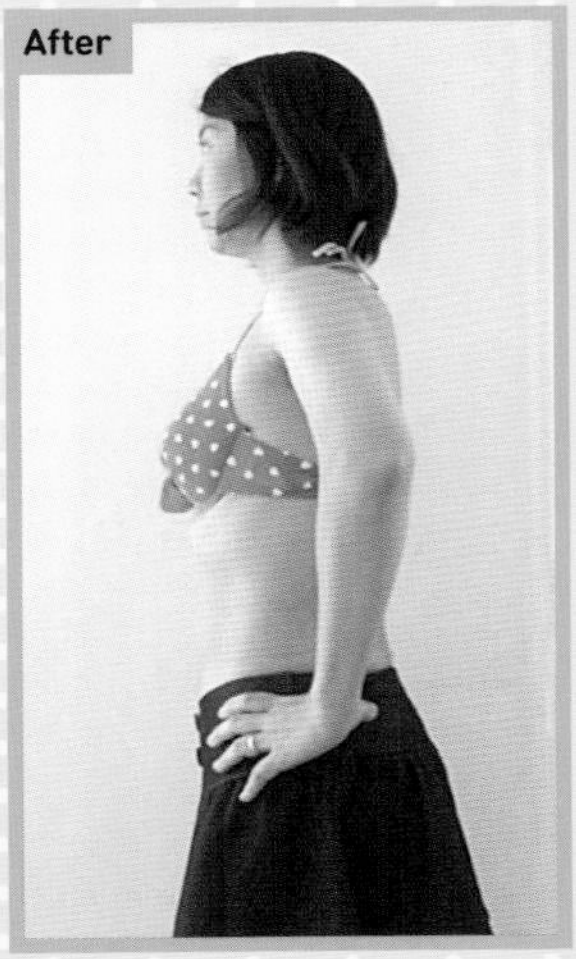


**Hさん（35歳）**

**59.9kg ≫ 47.5kg**

パンやお菓子づくりが大好きな私が、まさかこんなにやせるなんて！ ダイエット中もパンやお菓子をつくっていましたが、試食との上手な付き合い方を覚えて今も維持できています。「本当に食べ方を変えるだけでこんなにやせるんだ！」とおどろきました！

FILE:
## 08 体脂肪率が37.9%→24.3%に！

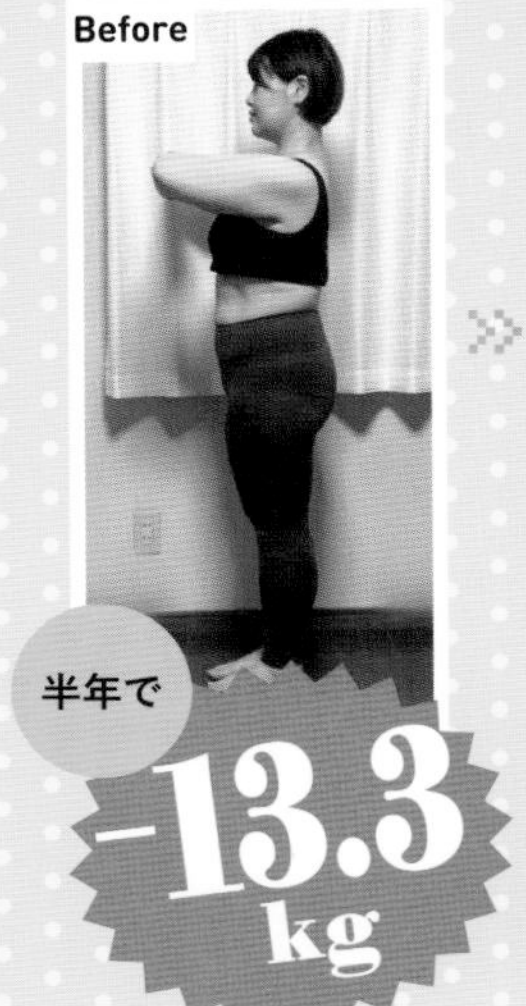


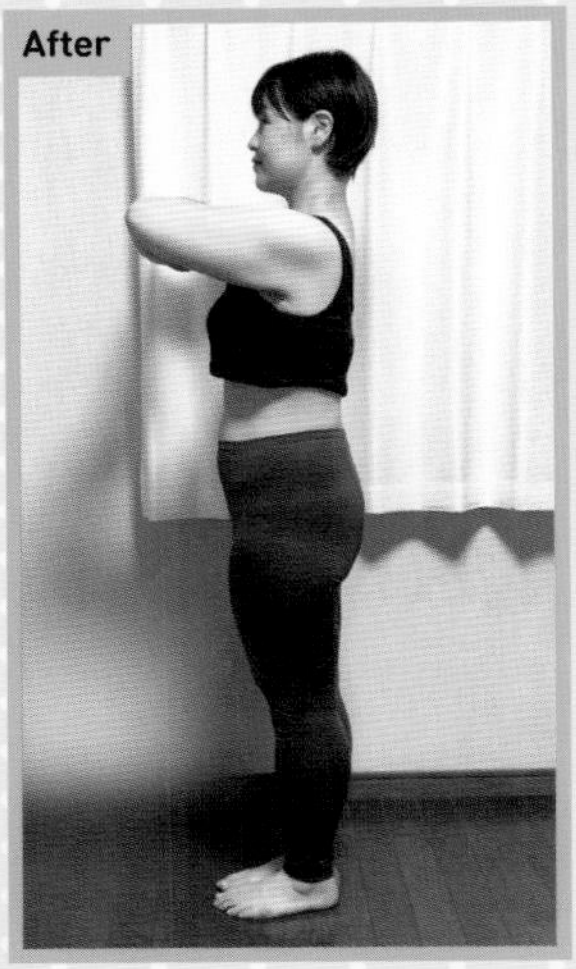


**Cさん（48歳）**

**70.4kg ≫ 57.1kg**

続けられるかがとても心配でしたが、やせていくのが面白くて自然と続けられました。後半、体重が減らないときも体脂肪率はどんどん下がっていき、体型が変わっていくのが自分でもよくわかりました。おいしく食事をとることでメンタルも良い方向に変わっていきました！

# はじめに

はじめまして、いくとうひさよです。

私は6年前からダイエットの指導を始め、多くの女性のダイエットを成功に導いてきました。これまでに、この世から消した脂肪は約2t《トン》にものぼります。

今でこそたくさんの方から「やせて自分に自信がもてるようになりました！」と熱い感謝の声をいただいておりますが、このダイエットに出会う前の私は自分の体型にも自分自身にも、まったく自信をもてずにいました。

子どもの頃から運動は大嫌い。飲食店を経営していた栄養士でもある母のご飯がとにかくおいしくて、毎日モリモリ食べていたせいか、物心ついたときにはぽっちゃり体型でした。

洋服はフリーサイズが入らず、チュニックを着ると妊婦さんに間違われることも。そのせいか、中学生のときに30代に見られることもありました。

そんな体型は大人になっても変わることはなく、自分はもうこのまま一生ぽっちゃりとして生きていくんだと思っていました。

そんな私がダイエットについて考えるきっかけになった出来事が2つあります。

1つは、ある日突然、顎関節症《がくかんせつしょう》になり、うどん1本を口に入れるのも激痛という状態になったことです。

私はこれは好都合と、当時流行していた「にんじんジュース断食」にチャレンジしました。期間はなんと2週間。最終日、「2週間も断食したのだから10kgはやせているはず!」とワクワクして体重計に乗りましたが、結果はたったのマイナス3kg……。

しかも普通食に戻したら、1日1kgペースで元に戻ってしまったのです!

2週間も固形物を食べなかったのに大してやせなかったばかりか、すぐに体重が戻ってしまったことは、私にとって衝撃的な出来事でした。

もう1つの出来事は、やせないことについて知り合いのトレーナーさんと話していたときに「あなたの腹8分目はどれくらい?」と聞かれたことです。

わかりやすく腹8分目の量の食事を写真に撮って送ったところ、**「あなたの8分目はたぶん15分目です」という衝撃のコメント**が返ってきました。

（いや、私が8分目っていってるんだから8分目でしょ……。でも、ものはためしで次の食事は半分にしてみよう）

すると、半分の量の食事でもお腹が空かなかったのです！

食べない方法ではきちんとやせられないこと、自分が食べすぎていたことを知った私は、それ以降、自分の腹8分目の量を探す日々を送りました。

腹8分目で食べ終わるには、食事に満足感が必要でした。満足感を得るには、栄養が満たされること、また血糖値がゆるやかだけど確実に上がることなど、食事をするうえで少しだけ工夫が必要でしたが、断食に比べたら、それらはまったく苦ではありませんでした。

すると、**あっという間に2カ月で9kg減！　半年後にはなんと14kgのダイエットに成功したのです！　しかも、食べたいものはきちんと食べて、です。**

**やせるには食べてはダメだと思っていたけれど、むしろ食べないとやせない。私だけでなく、誰でも栄養学を使いこなせば、我慢しなくても過剰な食欲がリセットできるのでは……？**

そんな気づきから食事でやせる方法について研究を重ねて完成させたメソッドが、この本でご紹介する**「食欲リセットダイエット」**です。

食欲リセットダイエットはこれまで、**実践者の99％以上が成功、3カ月で平均7kg減、終了後半年のリバウンド率ゼロ**という結果を出しています。

半年で20kgやせた方や、1年半かけて体重を半分にした方、バストサ

Before

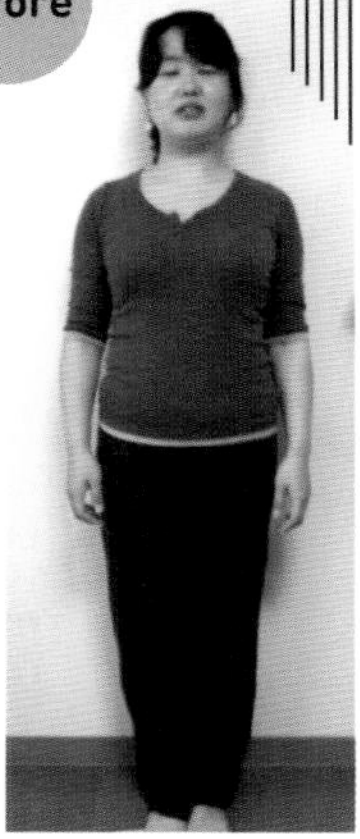

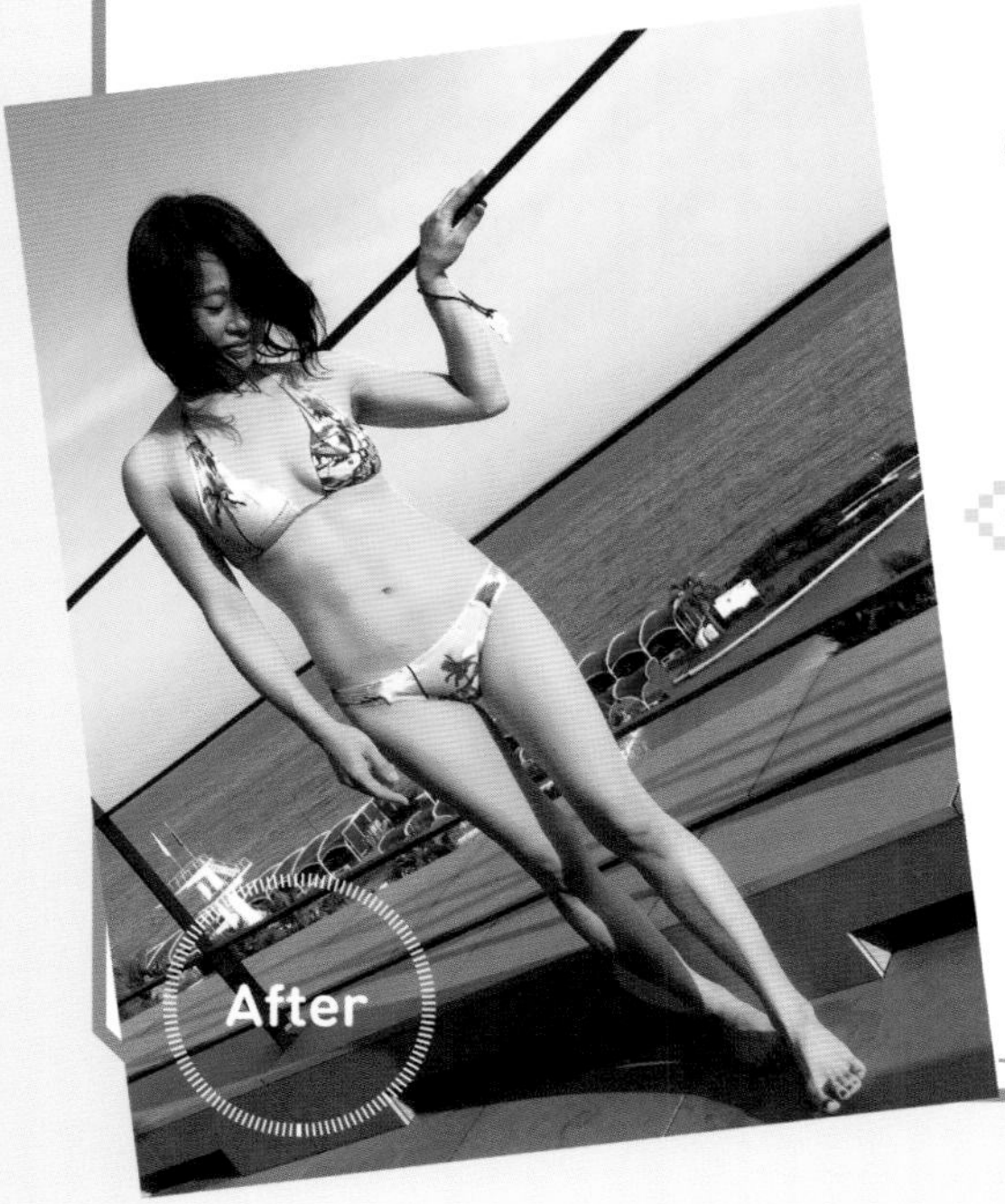

イズはそのままに目標体重を達成した方、健康診断の数値的にも健康になった方、外見が若返った方、あきらめていた自然妊娠をした方もいらっしゃいます。

しかも、皆さん口をそろえて「**自然にやせていくのが楽しいからやめたくない！**」というのです。なぜこんなことが起きたのでしょうか。

それは、**体に不足していた栄養を満たすことで、本来の自分自身の体の「心地よい状態」を取り戻したから**です。


食欲リセットダイエットで守るべきルールは、4つのみ。

「4つもあるの!?」と思うかもしれませんが、どれも毎日の生活に無理なく取り入れられるものばかり。

まずは2週間、続けてみてください。あなたの体にきっと変化があるはずです。

この本があなたの人生最後のダイエットを手助けできれば、これ以上うれしいことはありません。

**いくとう ひさよ**

# contents



## Chapter 1 食欲リセットダイエットで頑張らずにやせる！

contents

contents

contents

# 付録

## こんなときどうする？
## ダイエットにつまずいたときの実践的Q＆A



本文デザイン・DTP　野口佳大　執筆協力　有留もと子　イラスト　飯野紗永　料理撮影　山本あゆみ
協力　有限会社DreamMaker、植田正子、貫名ゆり、佐藤智恵、中村有香、福井裕香　校正　鷗来堂

# Chapter 1

# 食欲リセットで頑張らずにやせる！

# 食いしん坊が考えた
# 食いしん坊のためのダイエット

ダイエットといえば、甘いものやお酒は封印、お腹が空いてもひたすら我慢、食べたいものは食べられない……。そんなイメージがつきものです。

しかし、ご安心ください。

このダイエットを考案した私自身が、とにかくおいしいものが大好き！

もし「おいしいものを食べるのはあきらめてください」といわれていたら、1日もダイエットなんてできていなかったと思います。

この**「食欲リセットダイエット」は、私やあなたのような食いしん坊がムリなく、健康的に、確実に、やせるためのメソッド**です。

まずは、「食欲リセットダイエット」の5つの特長をご紹介しましょう。

## ❶ 食べ順で食欲をリセットできる！

食べる順番を意識することで、**我慢できない過剰な食欲や「ニセの食欲」を封印する**ことができます。

「食べたい！」という衝動と戦ったり、ムリに我慢したりすることがないため、ダイエット中でも苦しいと思うことがありません。

## ❷ 食べてはいけないものはなし！

人は、「ピンクのゾウを思い浮かべないでください」といわれると、どうしてもピンクのゾウを思い浮かべてしまうものです。これと同じことが、ダイエットでも起きます。

「揚げもの禁止」「ケーキはＮＧ」と決意すればするほど、なぜかそれが食べたくて仕方なくなります。「ダイエット中だから食べない！」となんとか我慢していても、食べたい気持ちはいつか爆発し、暴食につながります。

食欲リセットダイエットには、**食べてはいけない食品はありません**。

その代わり、「どう食べたらダイエットに影響がないのか？」を真剣に考えます。

食べるタイミングや量、食べ合わせなどを工夫すれば、ダイエット中でも体重を増やすことなく食べることができます。

**❸ カロリーは忘れてＯＫ！**

カロリーを気にする人は、こんにゃくや葉野菜、ノンカロリーのお菓子など、カロリーがないものでお腹を満たそうとします。

**「カロリーがないものを食べる＝満足しないものでお腹がいっぱいになる」**ということ。

結果的に、お腹がパンパンになるまで食べる習慣が身につきやすくなるのです。

これが習慣化するとだんだんと満腹の感覚が狂って太りやすくなってしまうので、カロリーは忘れてきちんと栄養があるものを食べましょう。

**❹ 体の仕組みをうまく利用してラクやせが叶う！**

食べたものをエネルギーに変える**「代謝」という機能を上手に利用する**ことで、運動なしでやせることができます。

朝晩の体重測定で自分の体の「夜間代謝」がわかれば、誰でもカンタンにダイエットをコントロールできます。

### ❺食品ではなく栄養にフォーカスしているからムリがない！

ダイエットで大切なのは、続けやすさです。どんなに効果があっても、何時間もかけて料理をしたり、オーガニックの材料をそろえたりするのは大変で続きません。

食欲リセットダイエットは、コンビニでも、外食でも、手作りでも、どんなときでも**栄養のバランスをとることさえ考えればいいので続けやすい**のが特長です。

このように、食欲リセットダイエットは、これまでのダイエットとは違い、食べることが大好きな食いしん坊の人でもムリなく実践できるメソッドなのです。

# 食べないダイエットは老け込む!?

多くの人がしてしまう極端な食事制限によるダイエットには、デメリットがいくつかあります。

特に恐ろしいのが、**食べない時間が長いと筋肉の分解が促される**ことです。

筋肉がつくられるスピードのピークは20歳で、加齢とともにゆっくりになっていきます。

**筋肉は体を動かすだけでなく、栄養をためる貯金箱の役割もあり、筋肉が減ると貯金箱に栄養をためられず、余った栄養は脂肪になってしまいます。**

食欲リセットダイエットは、1日3食、栄養のあるものを食べることで、筋肉が減るのを防ぐことができます。

また、食べないダイエットは肌もボロボロにします。

キレイな肌のためにコラーゲンドリンクを飲む方は多いかと思います。実はこの「コラーゲン」はタンパク質の一種で、タンパク質は食事からとることができます。

肌をキレイにしたいのに、その材料である食事を抜いてしまったら、キレイな肌をつくれるはずがありません。しかも、タンパク質は肌をつくるだけでなく、全身の9割の細胞に関与している大切な栄養素です。

食事でとった栄養は生きるために必要な臓器に優先的に運ばれます。そのため、肌まで栄養が回ってくるのは最後の最後。肌まで栄養が行き届いてこそ、美肌になるのです。

さらに肌のハリは、肌が水分を保てているかどうかで決まります。

極端に糖質や脂質を制限したりすれば、体の保水力が弱まって肌はシワシワになり、一気に老けてしまいます。

若々しくキレイに、スタイルよくやせるには、きちんと食べながら栄養を満たしてやせる以外に方法はありません。

特に、40代以降の食べないダイエットは老け込む可能性大なのです。

# 運動は一切なしでＯＫ！

運動したらやせるはず。多くの人がそう思っていますが、私のもとには「運動が大好きなのになぜかやせない！　むしろ太っていく！」と、駆け込んでくる人が後を絶ちません。

もちろん、入ってくるエネルギーよりも出ていくエネルギーが多ければ通常はやせます。

それでは、運動をして太る人がいるのはなぜでしょうか。

その理由の1つが、**私たちが運動で消費するエネルギーが意外に少ない**ことです。

体重約55kgの人が1時間ウォーキングして消費できるのは、約１６０キロカロリー。

つまり、ご飯茶碗１杯分です。

けれど、運動したあとはお腹が空きます。ご飯がおいしいですし、ビールもおいしい。

運動したから罪悪感もない。無意識に通常より多めの食事をとって消費エネルギーを超えてしまいやすいのです。

生徒さんに、「週3回テニス、週3回バレーボール、ジムにも通っています！」という人がいたのですが、見事にお腹に脂肪がしっかりついていました（食欲リセットダイエット実践後は3カ月でマイナス10kgを達成されました！）。

運動でやせない理由の2つ目はもう少し複雑です。

ダイエットで10kgやせた生徒さんが、やせたら運動が楽しくなって登山にハマりました。しばらくすると「山を登るたび1kgずつ増えて戻りません！」と連絡がきたのです。

私は先ほどの法則のように、「運動をすることで食べる量が増えているのでは？」と考えたのですが、実際はストイックな食事内容でした。

ではなぜ太ってしまったのか？　その原因は、長時間の有酸素運動により、**栄養不足で代謝が下がった**からでした。

食べないダイエットをしても同じことが起きるのですが、人間の体はある程度エネルギーが入ってこないと「大変、飢餓がきた！　このままでは死んでしまうかも？」と警戒して使うエネルギー（代謝）を落としてしまいます。

しかも入ってくる栄養は普段以上に脂肪としてため込んで、次の飢餓に備えようとします。

つまり、山登りという長時間の有酸素運動とストイックに栄養を控えた食事の組み合わせが、**慢性的な栄養不足を引き起こして、食べものを脂肪としてためやすい状態をつくっていたのです。**

彼女には、前後の食事を黄金バランスを守って増やすことをアドバイスしたことで、山に登っても体重が増えることはなくなりました。

運動をして食べすぎてしまっても、運動をして栄養が足りなくなっても、やせない原因になります。

このように、運動しながらやせようとするのは、いろいろと考えなくてはいけない要素が多くなって複雑になるので、もともと運動が好きではないダイエット初心者にはおすすめしていません。

これまで運動をしてこなかった人は、まずは食事でやせましょう。

運動を始めるのは、その後からでも遅くありません。

# お腹からやせて胸はキープのメリハリボディが叶う

やせてほしくない胸からやせて、お腹は全然やせない……。

これも「ダイエットのお悩みあるある」です。

多くの人は、胸は残してお腹だけやせたいと願うのではないでしょうか。

なんと、食欲リセットダイエットでは、これが叶います。

**体につく脂肪は「内臓脂肪」と「皮下脂肪」**に大別できます。

内臓脂肪とは文字どおり内臓のまわりにつく脂肪のこと。胃や腸を覆っている膜の内外についているので、基本的には体の外からつまめません。

一方、皮下脂肪は皮膚のすぐ近くに蓄積しており、手でつまむことができます。特に下半身、お尻や太ももに多くつきやすいです。

実は食欲リセットダイエットでは、**【肝臓の脂肪→内臓脂肪→皮下脂肪】の順番に減っていきます**。

真っ先に減るのは肝臓の脂肪なのです。生徒さんの中には、アルコールを飲んでいないのに、健康診断で脂肪肝気味だといわれたことのある人が何人もいましたが、食欲リセットダイエットを実践したあとは皆さん、医師から「一体何をしたらこんなに数値がよくなるの？」とおどろかれたそうです。

食欲リセットダイエットをする前は「骨盤が開いていて安産型だからお尻が大きいのは仕方がない」といっていた生徒さんも、20kgやせてみたらものすごく華奢な骨格だったことがわかりました。

皮下脂肪は全身からうす～く膜を剥ぐように減っていくので、もちろん胸も減ってはいくのですが、それ以上に肋骨あたりがどんどんやせていきます。

その結果、**お腹はスリムになって、ブラジャーのアンダーが細くなりカップ数は上がるという奇跡みたいなことが、食欲リセットダイエットでは起きるのです**。

## 食欲リセットダイエットで叶うやせ方

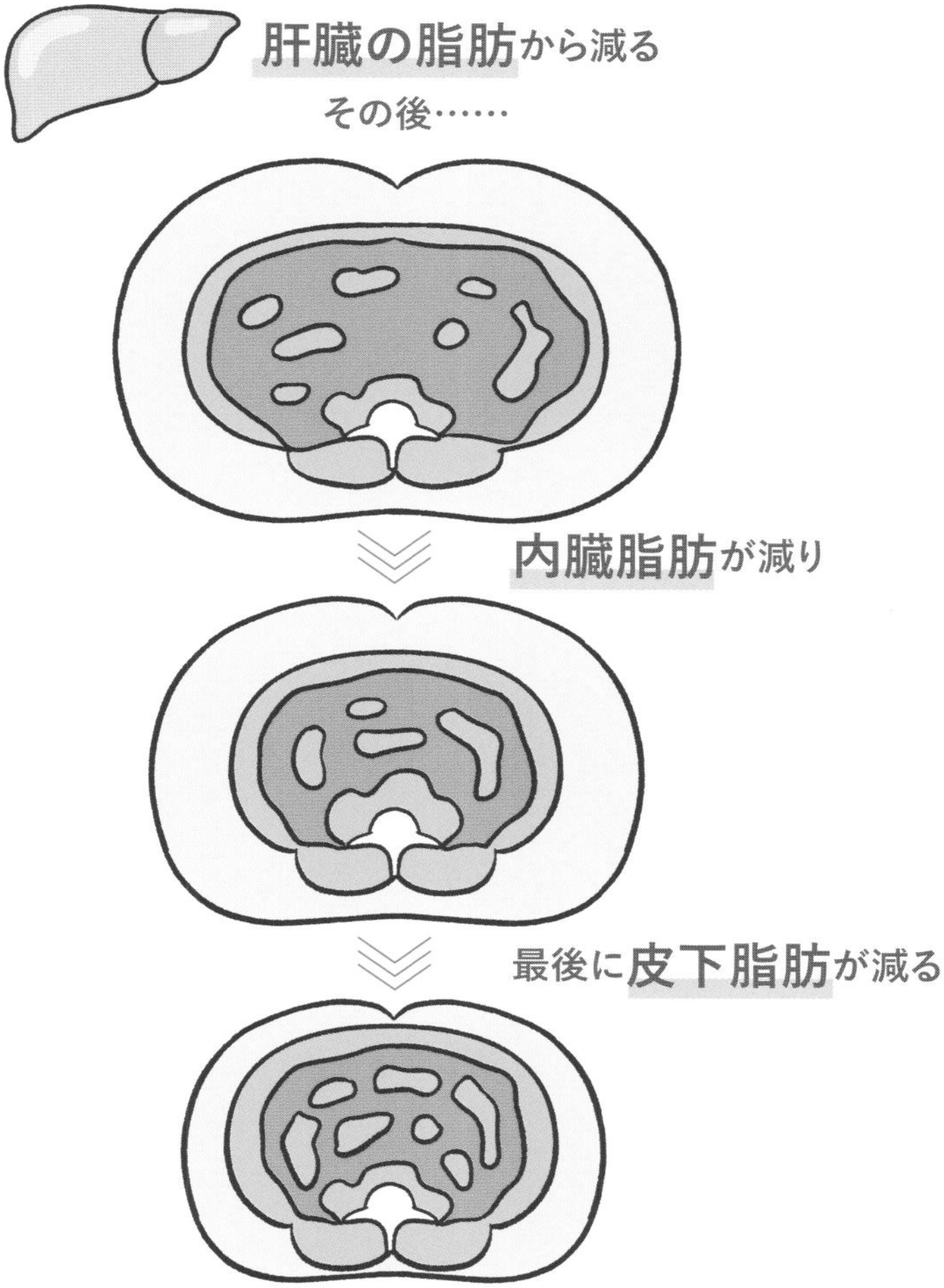
肝臓の脂肪から減る
その後……
内臓脂肪が減り
最後に皮下脂肪が減る

## お腹まわりからやせていく！

# ダイエットで目指すべきBMIと体脂肪率

「とにかくやせたい！」とやみくもにダイエットを始めると、高確率で挫折してしまいます。自分で立てた目標の「1日1kgやせる！」なんていう言葉に焦ってしまうことも。

ダイエット成功のためにはやみくもに体重を減らそうとするよりも、なりたい体を明確にし、ゴールを定めることが大切です。

体重からゴールを設定するうえで、わかりやすい指標の1つがBMI（肥満度）です。

**BMIは、体重（kg）÷身長（m）÷身長（m）で算出します（単位に注意！）**。

身長160cmで体重が55kgの人の場合は、「55÷1.6÷1.6≒21」となります。

**BMIの数値は、22が最も健康**といわれています。

問題なのは、このBMI22の見た目をぽっちゃりだと感じる人が多いということです。

BMI22前後の人たちは、口をそろえて「もっとやせたい」といいます。

一方で成人女性の場合、**BMI18・5以下はやせすぎでダイエット禁止ゾーン**。18・5を境に、生理不順や不妊、メンタル不調などが出はじめるといわれています。

また、50代以降は健康リスクを避けるために、美容体重の下限といわれているBMI20以下にならないように気をつけましょう。

ただし、筋肉が多くて体脂肪率が低めの人はBMIが高く出ますから、この指標は当てはまらなくなります。

そこで活用したいもう1つの指標が体脂肪率です。

**体脂肪率でわかるのは体格**です。

**女性なら28〜29%あたりまでが健康の上限**で、20%より少なくなれば、腹筋が見えてきます。

「BMIは標準値なのに、体脂肪率が高い」という人もいるかもしれません。

それは、**筋肉が少なくて脂肪が多い「隠れ肥満」**です。

隠れ肥満に該当する人は、**食欲リセットダイエットの食事内容に変えると体重は変わらないのに体型（体脂肪率）が変わることが多い**です。

脂肪になる食事ではなく、筋肉になる食事を食べることで、特に運動をしなくても日常生活の動きで筋肉が増えてくれます。

その結果、筋肉のほうが脂肪よりも重いので、体重が減らないということが起こるのです。

数字はあくまでも指標です。

ＢＭＩと体脂肪率のそれぞれの仕組みをよく理解し、理想の体型を目指していきましょう。

## BMIと体脂肪率から見た体型イメージ

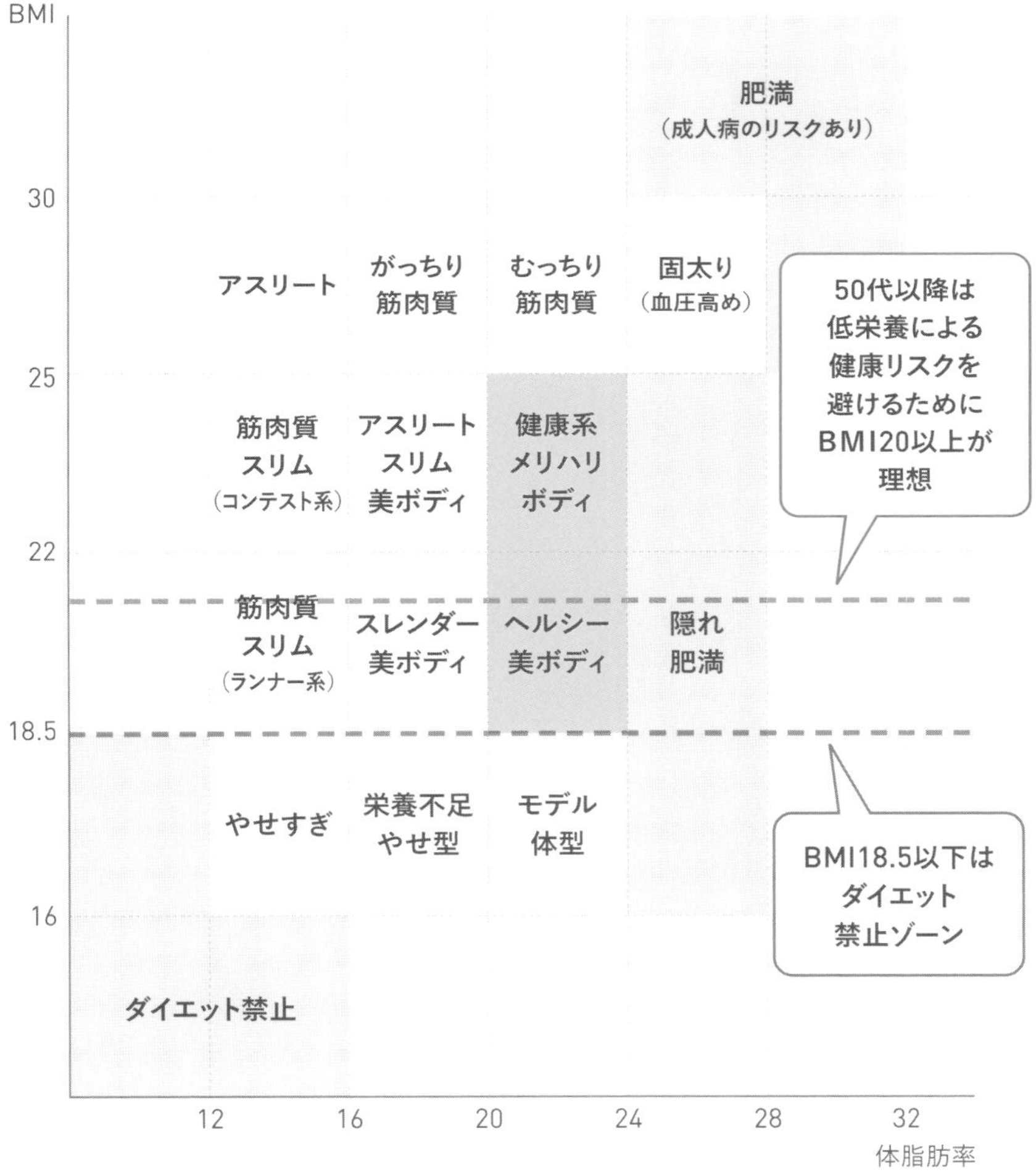


食欲リセットダイエットでは　　部分の体型が叶います！

# 食欲リセットダイエット成功のコツ

たくさんの生徒さんを見ていると、体重が落ちるときと、体型が変わるときはあまりリンクしていないようです。

ダイエットに挫折しやすいのは、体重が減らないときです。

そんなときのために、**ダイエットスタート時に、必ず写真を撮っておくことをおすすめします。**

この本に書いてある食事をしていたら、ダイエット前の写真を撮っておかなかったことをきっと後悔します。

ぜひ、この先を読み進める前に、今の全身写真を撮っておきましょう。

普段、自分の全身を客観的に見る機会はあまりないのではないでしょうか。

ダイエット前の体型を撮っておくことで、「ここがこうだったらいいのに！」という点を見つけることもできます。

その気持ちは、ダイエットを続けるうえで大切なモチベーションになるでしょう。

ぜひ、食欲リセットダイエットをスタートした2週間後にも撮影して、見比べてみてください。

**見比べるときのポイントは、「変化」を探すことです。**

「ここもダメ、あそこもダメ！」と、ダメなところを探してしまうと、どんどんやる気がなくなってしまいます。

そうではなく、間違い探しのように小さな変化をたくさん見つけるのです。食事を変えたら、体は必ず変化しているはず。

ダイエットの停滞期も、ダイエット前の全身写真がモチベーションを維持し続けてくれます。変わらない数字を嘆くのではなく、変わってきた体をセルフポートレートの中に見つけて、自分を労ってあげてくださいね。

## セルフポートレートのカンタンな撮り方

❶スマホをインカメラにしてスタンドにセットする。テーブルなどに置いてカメラの位置を胸くらいに設定し、角度はつけずにまっすぐ立てる。

❷動画モードにして、全身が映る立ち位置を決める。

❸録画ボタンを押して立ち位置に立ち、前、横、後ろ、横をそれぞれ2〜3秒ずつ止まりながら1周する。

❹動画の中で前、左右、後ろをスクリーンショットする。

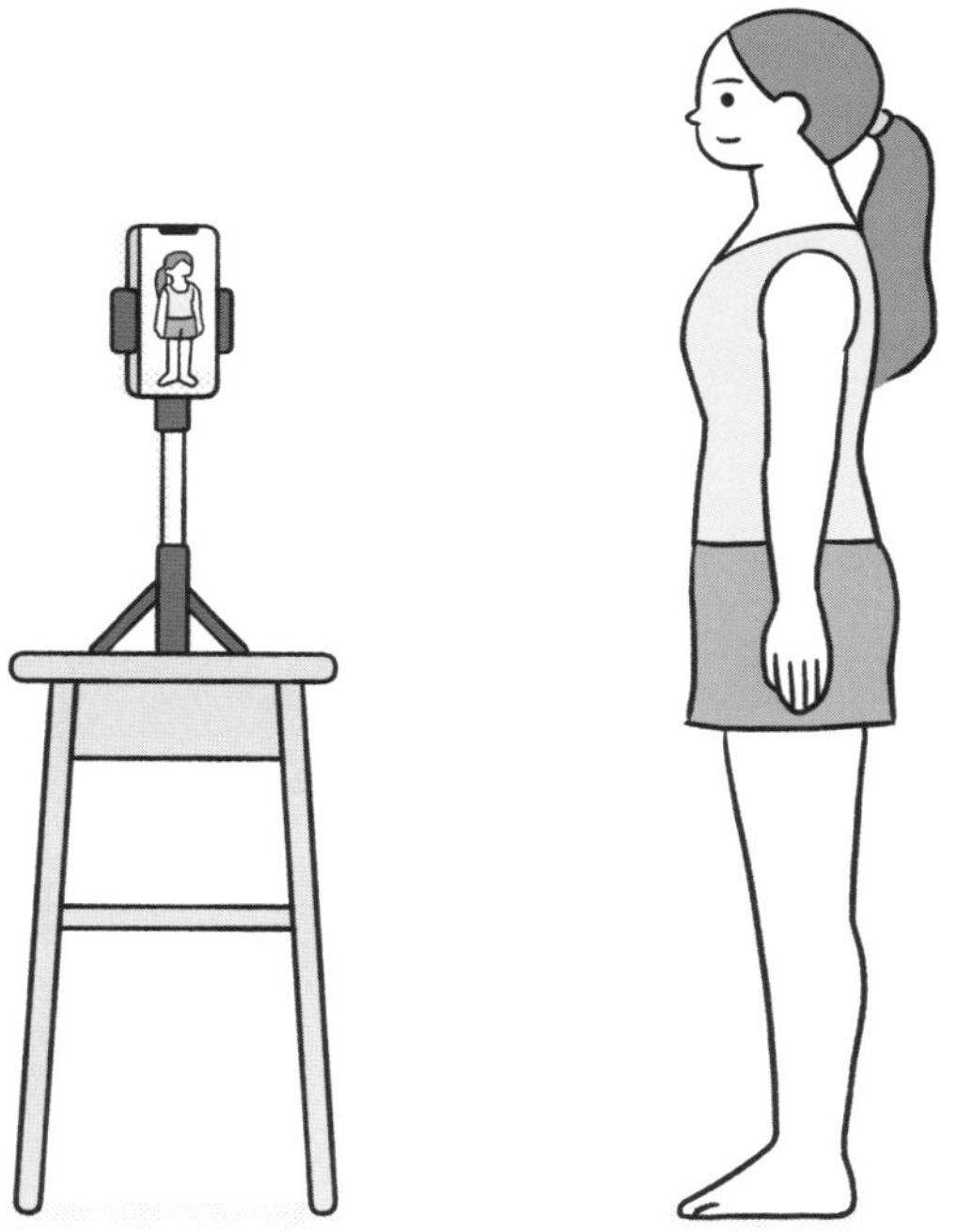

こうすれば、4方向が同時にカンタンに撮影できます。このとき、スタイルがわかりやすい服や水着や下着などで撮っておくのがおすすめです。

# Chapter 2

## ルール1

# 食欲をリセットする「基準食」を食べよう！

# さっそく基準食を食べてみよう！

食欲リセットダイエットでは、なるべく「基準食」を食べます。

基準食とは、体に必要な栄養素を1食で満たせるようにしたもので、メイン（タンパク質）3：副菜2：主食（糖質）1の黄金バランスで構成された食事です。

究極、この基準食を1日に3回食べていれば、やせていきます。

メニューに迷ってしまうダイエット初期は、ワンプレートに盛り付けて基準食になっているかチェックするといいでしょう。

バランスさえ整っていれば、食品の種類にも、調理法にも縛りはありません。

基準食は体がやせやすくなる黄金バランスの食事ですが、その量は人によって違います。

基準食を腹8分目で食べることが、食欲リセットダイエットの1つ目のルールです。

## 黄金バランスの基準食のつくり方

**❶直径20㎝ほどのお皿を1枚用意します。**

**❷お皿の半分にメインのおかずの肉や魚、卵などをのせます。**
腹8分目がそれぞれ異なるため個人差がありますが、肉や魚を100～150gほどはとるようにしましょう。

**❸お皿の残りの3分の2に副菜のおかずをのせます。**
野菜や海藻、豆などを副菜でとります。副菜には、水溶性食物繊維をたっぷり含んだ食品（めかぶ、もずく、わかめ、オクラ、昆布、モロヘイヤなど）をなるべく1種類は入れましょう。

**❹お皿の残りの3分の1に主食をのせます。**
量は、おにぎり1個を目安にしましょう。

※参考メニューはChapter6でご紹介します。

食欲リセットダイエットの最初の一歩として、まずは次の基準食メニューを食べてみましょう。

❶メイン：焼き鮭ひと切れ、目玉焼き
❷副菜：納豆1パック、もずく50g
❸主食：ご飯100g

このメニューは、栄養バランスがとても理想的で準備もカンタン！ 食欲リセットダイエット中、メニューに迷ったらこのメニューを食べましょう（量はそれぞれの腹8分目で調整！）。

**この1皿を「腹8分目」まで食べます。食べはじめはご飯以外のおかずから。**特に、体にとって最も必要なタンパク質が食べきれるよう、お腹がいっぱいになる前に先にタンパク質を食べましょう。

おかずを半分以上食べたら、やっとご飯の出番です（詳しい食べ順についてはChapter3で説明します）。

**満足感を得るためにも、ご飯類はとにかくよく噛むようにしましょう。**

基準食を食べ終わって、お腹の満足度はいかがですか？

いつもより全然少ない？　まだまだ食べられる？　今はそれでOKです。

最初のこの食事は実験だと思って、基準食を食べたらお腹の空き具合や体の状態がどうなるか、観察してみてください。

体温は上がってきましたか？　お腹が空いた感じはどうなりましたか？

「もう食べなくてもいいな」が10分目だとしたら今は何分目くらいでしょう？

その感覚をぜひメモしておいてくださいね。

## あなたの腹8分目の量をこの1皿で探そう！

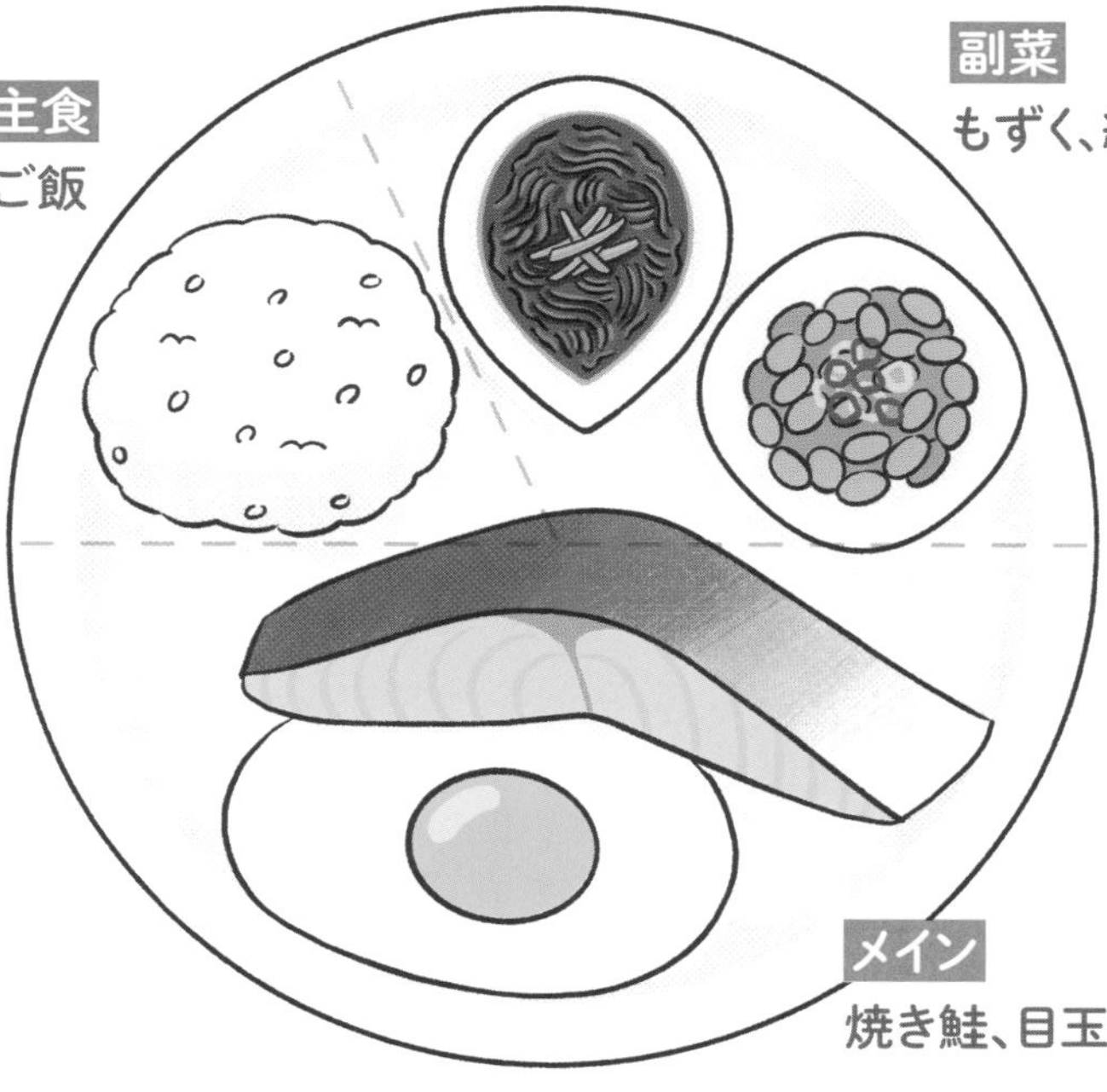

**さらに30分後、その感覚がどう変化したかを観察しましょう。**

その時点で満腹でも空腹でもなければ、さっきの食事量はちょうどいい量、**つまり腹8分目の量です。**

**この量が、あなたの基準食の量です。**

**もし満腹であれば基準食の全体の量を減らし、逆に空腹を感じたら基準食の全体の量を少し増やしてみましょう**（黄金バランスは崩さないよう注意！）。

こうして必要な栄養がとれる「自分のダイエットに適した量」を知ることができます。

現在の自分の満腹度合いがエラーを起こしているとわかりますし、やせる食事量である自分の「腹8分目」も体感としてわかってきます。

2食目以降は、黄金バランスになっていたらどんなメニューでもＯＫです。

食べたあとに腹8分目の量であったかどうかを振り返るためにも、スタートして当分は食べる前に食事の写真を撮っておくのがおすすめです。

# 基準食は1日1食でも効果あり！

基準食は1回食べただけでやせるものではありません。

1日3回のすべての食事が、基準食の条件をクリアしていくように整えていくのです。

食材はなんでもOK。外食でもコンビニご飯でも基準食の条件をクリアすることは可能です。

では、基準食を1日1回だけ食べるのは無駄なのかというと、そんなことはありません。

1回でも1日に必要な栄養の3分の1はとれますから、その分、体は満たされます。

**ただ、ダイエットスタート時の最初の頃は、基準食をできるだけ何回も食べていただいて、栄養を満たす&腹8分目になる感覚を覚えてください。**

自分の体の中に腹8分目の感覚を育てることができると、「基準食を食べるとホッとする」ようになるのと同時に、旅行などで食べすぎて腹8分目の感覚が変わってしまったあとでも、「あれ？　いつもと同じ量を食べているのに足りなく感じる……」と、自分の食べる量が増えていることにも気づくことができます（人はたった2回暴食するだけで、腹8分目がわからなくなってしまうといわれています）。

基準食は少なくとも1日に1回は食べられると、ダイエットに効果を発揮します。

ただし、1つだけ知っておいてほしいことがあります。今まで栄養が足りていなかった人が栄養を満たしはじめると、最初は体重が変わらなかったり、微増したりすることがあります。

**なぜなら体は、栄養が満ちてくるまで、やせはじめられないからです。**

特に糖質制限をしていた人の場合、干からびていた肝臓と筋肉に栄養と水分をため込むので、基準食を食べはじめると1～2kg体重が増える場合があります。

その場合も焦らずに1日1回、可能なら2回、3回と基準食を食べ続けるようにしましょう。

# 体重が減る「腹8分目」の見極め方

この本ではすでに何度も「腹8分目」という言葉が登場していますが、「なんだか漠然としていてよくわからない」という人もいらっしゃるのではないでしょうか。

「腹8分目」をあえて定義するとしたら、「食後最低4時間はお腹が空かない、かつ、7時間以内にお腹が空く、そして体重が減る」食事の量です。

あなたの「8分目の量」はあなたにしかわかりません。

そもそも私たちは、自分の食べる量を意外と自分では決めていません。

- **お母さんが盛り付けてくれて、「残さず食べなさい」といわれた量**
- **給食で男子も女子も、体の大きさに関係なく「1人前」と決められた量**
- **お店で隣の席に座った体が大きい男性にも同じ量で出てくる「1人前」の量**

このように、**誰かが決めた"1人前"を食べていることが太ってしまう大きな原因**の1つです。**自分が食べる量は自分で決める**必要があります。

外食時なども、基準食を食べたときのお腹の感覚を思い出しながら、「少ないかな？」「多いかな？」と調整していけばいいので、基準食を食べることで、まったく量の基準のないところからスタートするよりも早く、自分の「腹8分目」に辿り着けます。

食欲リセットダイエットをしていたら「私、すごく少食だったということに気がつきました。世間の1人前が多すぎる！」と話す人がとても多いです。

腹8分目（やせる量）さえわかってしまえば、腹10分目（キープの量）や12分目以上（太る量）もわかるので、体重コントロールは自由自在になります。

もちろん、やみくもに食べないのは健康で若々しくいられないのでNGです。

1日に必要な栄養の3分の1がとれる基準食とともに、あなたの「腹8分目」を探す旅に出かけましょう。

# メインのおかずは手のひら大が目安

お皿で一番多い面積を占めるのは主菜、メインのおかずです。

メインのおかずでは、体の9割の細胞に関与するタンパク質を補給します。分量は直径20㎝のお皿の半分、もしくは手のひら大と覚えておきましょう。

手のひら大の分量の目安は、**肉や魚で100〜150gほど。タンパク質量では20〜30g**に相当します。

正確には、その人に必要なタンパク質量は体重から計算できます。

計算式は「体重(kg)×1・4(g)=1日に必要なタンパク質量(g)」。ほとんどの成人女性は1食あたり100〜150gほどの肉や魚を食べていれば大丈夫です。

タンパク質はダイエットに一番重要な栄養素で、必要量を食べるだけで、日常生活程度の運動量でも筋肉が増えて脂肪が減っていきます。

さらにタンパク質にはもう1つ、ダイエットに見逃せないスペシャルな効果があります。それは、「**食欲抑制効果がある**」ということ。

タンパク質不足だと、いつまでたっても空腹感がなくならず、あれこれ食べたくなってしまいます。

タンパク質不足を感じると脳から「今すぐエネルギーになりそうな甘いものを食べて！」という指令が出てしまうからです。

結果、脳の指令のままに手軽なお菓子などを食べてしまい、ますますタンパク質不足が続きます。これが食欲が止まらなくなる原因です。

ちなみに、「肉や魚には油が多いので控えている」という人がいますが、たしかに、ダイエット中はエネルギー量の多い油脂は控えるに越したことはありません。

とはいえ、油も体の細胞をつくるのに必要です。控えすぎは厳禁です。

油脂が気になる場合は、**「油」の形になっているものを控えることをおすすめします**。

調理に使う液体の油を控えるだけでもいいですが、ナッツやチョコレート、チーズやバターなどの固型の油脂も控えめにできるとなおよいでしょう。

ただ、禁止ではないので、「食べちゃダメだ」と自分を追い込まないようにしましょう。


食べるといいことづくめのタンパク質！

現代の1日あたりのタンパク質の平均摂取量は少なく、「食べている」と思っていても意外と食べられていないので注意が必要です。

タンパク質はしっかり食べるようにしましょう。

# 野菜をたくさん食べる必要はなし！

私たちは子どもの頃から、「野菜をしっかり食べなさい」といわれて育ってきています。

しかし、野菜はタンパク質より少ない量でもＯＫです。理由は2つ。

1つは、野菜をおいしく食べるには、油か糖が必要だからです。炒めたり焼いたりするための調理油、ドレッシングやマヨネーズなど。ノンオイルドレッシングだって油の代わりに糖がたくさん入っています。また、煮物も砂糖をたくさん使っています。余分な油や糖をとるくらいなら、野菜を頑張って食べる必要はありません。

もう1つの理由は、食べすぎが習慣になりやすいことです。

**野菜による満腹感は、量をたくさん摂取することで得られます。**

満腹感を感じる条件は、

**❶胃袋がふくらんでいる**
**❷血糖値が上がっている**
**❸肝臓にグリコーゲン（ブドウ糖）が補充される**

の3つがあります。

野菜を食べた場合、❶以外が満たされにくいため、本来は満腹感を感じにくいのです。それでも満腹感を得ようとすると、❶胃がパンパンになるまで食べるしかありません。その結果、腹12分目の習慣が身につきやすく、他のものを食べても同じだけ胃袋がパンパンにふくらむところまで食べてしまうようになります。

つまり、野菜でお腹をいっぱいにすることを続ければ続けるほど、必要以上に食べる満腹の感覚が身についてしまいやすくなるのです。

野菜は副菜として、適量食べるようにしましょう。

# 野菜より意識したいのは食物繊維

野菜はたくさん食べなくてもいいのですが、まったく食べなくていいというわけではありません。

野菜に含まれる「食物繊維」はとても大切です。

かつて食物繊維は食べもののカスとみなされ、消化できないから意味がないとまでいわれていましたが、今では大切な栄養素とされています。体に必要な栄養素も、タンパク質、脂質、糖質（炭水化物）、ビタミン、ミネラルの5大栄養素から、食物繊維を含んだ6大栄養素と考える場合が増えました。

食物繊維は**「水溶性食物繊維」と「不溶性食物繊維」**に大別できます。

私たちが「食物繊維」と聞いてイメージするのは、その多くが不溶性食物繊維です。

ごぼう、キャベツ、さつまいもなどに多く含まれ、胃酸で溶けずに便の量を増して、ふかふかにしてくれます。

しかし実は、**ダイエットに有効なのは、水溶性食物繊維**です。

水溶性食物繊維は、ダイエットに不可欠な「血糖値をゆるやかに上げる」効果があり、過剰な食欲を防いでくれます。

また、便をつるんと排出したり、コレステロールを包んで便として排出してくれたり、また、腸を動かすエネルギーにもなってくれます。

水溶性食物繊維は、主食であるもち麦やオートミール、ネバネバしている山芋、海藻、きのこ、モロヘイヤ、オクラなどに多く含まれています。

これらを毎食取り入れることで、水溶性食物繊維の効果をしっかりと感じることができます。ぜひ今日から積極的に食べていきましょう。

# 主食が代謝アップの鍵を握る

基準食では一番少ない割合ですが、**お米やパンなどの主食は絶対に抜かないようにしてください。**

以前、糖質制限ダイエットが流行ったせいか、「糖は控えれば控えるほどやせる！」と思っている人も多いようです。

しかし、糖を控えすぎると脂肪燃焼の効率が落ちますし、何より甘いものや揚げものなどを食べたい気持ちが強くなってしまい、ダイエットには逆効果。

かといって糖をとりすぎると脂肪がつきやすくなります。

糖を控えすぎるのはダイエットには大敵。でも食べすぎれば脂肪になる……。

「じゃあ、具体的にどれくらい食べたらいいの!?」と思いますよね。

**基準は、コンビニのおにぎり1個分。すなわちご飯１００gです。**

ただし、これは普通に生活している人の量なので、運動をしていて活動量が多い人は多めに食べていただく必要があります。

体が小さい人でも、おにぎり半分くらいは必ず食べてください。

これぐらいは食べておかないと、甘いものが食べたくなったり、過食衝動につながったりします。

「糖をとるのが目的なら甘いものでとってもいい？」と思われるかもしれませんが、実は糖にはいくつか種類があり、その中でダイエットに欠かせないのは主食からとるブドウ糖なのです。

ブドウ糖が足りなくなると、代謝が落ち、やせにくくなります。

ブドウ糖は、ご飯だけでなく、パンや蕎麦、うどん、パスタなどにも含まれています。

**ご飯100gに含まれるブドウ糖は約40g。パンなら6枚切りの食パン1枚分、うどんなら150g、蕎麦なら100g、パスタなら100gが目安です。**

糖は必ず、これらの食材からとるようにしましょう。

# サプリメントを飲むなら ビタミンC

必要な栄養素がしっかりとれる基準食ですが、1つだけ弱点があるとしたら、**ビタミンCが足りない**ことです。

そもそも、ビタミンCは毎日の生活の中で必要量を補うのがむずかしい栄養素です。厚生労働省はビタミンCの最低摂取量を1日100mgとしていますが、実際は、100mgでも食品から摂取しようとするとなかなかむずかしいのが現実です。

みかんなら2〜3個、レモンなら5個分です。毎食デザートにみかんを食べるのもいいですが、そうすると果物に含まれる糖を多くとることになって、太ってしまいます。果物に含まれる糖は、すぐにエネルギーになってはくれますが、余れば中性脂肪になりやすい糖です。ダイエット中にはあまりとりすぎたくありません。

そのような理由から、基準食には果物が含まれていません。そのため、**ビタミンC**

**が不足する可能性がある**のです。

もちろん救済策はあります。意外とビタミンCが多い食品がパプリカです。**パプリカ1個でビタミンC100mg**が摂取できます。

しかし、毎日パプリカを1つ食べるのはあまり現実的ではありません。

毎食の食事でとるのがむずかしい場合は、ビタミンCだけはサプリメントでとるのもよいでしょう。

なぜならダイエット中の「甘いもの欲」に、このビタミンCが大きく関係しているからです。

**ビタミンCが足りないと、脳は「甘いもの食べて！」と指令を出します。**

これは、人間が狩猟をしていた太古の昔、ビタミンCが不足したときに果物を食べて補っていたことに由来していると考えられています。

果物を食べることでビタミンCを満たしていた人間は、その進化の中でいつしか「ビタミンC＝甘味」と思うようになりました。脳からの指令が「ビタミンCをとって！」

から「甘いものを食べて！」と変わってしまったため、私たちは甘いお菓子を選んでしまうのです。

しかし甘いお菓子ではビタミンCはいつまでも補充されないため、「なんだか甘いものが食べたい」という気持ちが持続してしまいます。

しかも、ビタミンCはストレスを感じるとたくさん使われてしまいます。

**ストレスの多い現代人は慢性的なビタミンC不足により、「イライラするから甘いものが食べたい！」という人が多い**のです。

甘いものが欲しくなったら、サプリなどを活用してでも「ビタミンCをとって！」という要求をきちんと満たしてあげるとよいでしょう。

「甘いものを食べたい！」と感じない状態を維持できたら、ダイエットはぐんとラクになります。

# 基準食で体と心を整える

以前生徒さんで、非常に厳格なダイエット指導を受けていた人がいらっしゃいました。主食は豆腐、タンパク質は白身魚のみ。野菜もノンオイルのドレッシングで食べる。お米は食べない。どうしても耐えられなくて違うものを食べると怒られる……。

そのダイエットで10kg以上やせたものの、それ以上にリバウンドしてしまい、ご相談にいらっしゃいました。

食欲リセットダイエットに参加した当初は、食欲の暴走が止まらず、毎日揚げものやカレーばかり。まずは厳格なダイエットで失われた栄養を満たして、食欲をリセットしなければいけませんでした。

しかし、その人は「自分の体に必要で、かつ自分が本当に食べたい食品を自分で決める力」も失ってしまっていたのです。いわれたことは渋々やるけれど、自分ではどうしたらいいか考えられない状態でした。

結局、ルールが厳格で行動を制限するダイエットの影響が大きくて、体も気持ちも整うまでに何カ月もかかりました。

そんな生徒さんを見ていて、**やはりダイエットで大切なのは「自分で自分の食べるものを納得して選ぶ力とその根拠となる栄養の知識」**だと改めて実感しました。

ルールが多ければ多いほど、心は疲れてしまいます。それではどんなに正しいダイエットも長続きしません。

だからこそ食欲リセットダイエットは、「食べてはいけないものはない！」をスローガンに、栄養をしっかり満たせばどんな食材でもいい、コンビニでも、お惣菜でも、できるだけカンタンに基準食が再現できるルールにしたのです。

そうすることで、**自分で考えて実践することがカンタンになり、納得して続けられるから**です。

ダイエットを終えても、よい状態を維持して健康的でいられる。

そんな毎日を支える食事が、基準食です。

# Chapter 3

ルール2

# 食べる順番は最後に主食

## 血糖値を制するものは食欲を制する

食欲リセットダイエットでは、スムーズにやせていくために「食べる順番」を提唱しています。

まずはおかずから、最後に主食です。

食べる順番が大切な理由は、必要なタンパク質を十分に補うためだけではありません。

**「血糖値をコントロールできる」という、ダイエットにおいて非常に重要なメリット**があるからです。

「特に健康診断に引っかかったこともないし、私には血糖値なんて関係ないわ」という人もいらっしゃいますが、食欲をリセットしてダイエットを成功させたいなら、血糖値はうまくコントロールできるに越したことはありません。

なぜなら、私たちの食欲は血糖値に大きく左右されているからです。いえ、左右されているどころか、支配されているといっても過言ではありません。

食欲と戦わずしてダイエットを成功させるには、血糖値のメカニズムを理解してうまく利用する必要があります。

**私たちの体は、血糖値が下がればお腹が空いたと感じ、上がりははじめれば「お腹いっぱい」と感じます。**

穀類や砂糖、芋類など、糖を多く含むものを大量に食べたり、いきなり食べたりすると、血糖値は急上昇します。すると、体は大慌てでインスリンというホルモンを大量に出して血糖値を下げようとします。

この血糖値が急降下するときに、私たちは眠くなったり、「なんだか口寂しい」「なんだかそわそわする」「なんだかお腹が減った」と抗えない食欲を感じるようになっています。

このように、**血糖値の急激な上昇と下降を繰り返すことを「血糖値スパイク」といいます。**

血糖値が低くなると、イライラしたり、「居ても立っても居られない！　何か食べたい！」という抗えない食欲が生まれてしまいます。

ここでさらに問題なのが、インスリンによって血糖値が下がったとき、**血液中の糖は脂肪として体に蓄えられていくということです**。つまり、抑えきれない食欲がわくうえに、そのときに食べたものは脂肪になってしまうのです。

「小腹が空いた」という感覚は、ほとんどの場合、血糖値が引き起こしています。血糖値が下がり始める食後2時間後くらいにちょうど、「小腹が空いた」と感じるようになっています。これは、本当にお腹が空いているのではなく、血糖値による「ニセの食欲」なのです。

**ダイエット成功の鍵は、血糖値の乱高下による「ニセの食欲」にだまされないこと**。

そのためにも、主食は最後に食べて、急激な血糖値の上昇と降下を起こさないことが大切なのです。

## 血糖値スパイクで太る人の食事パターン

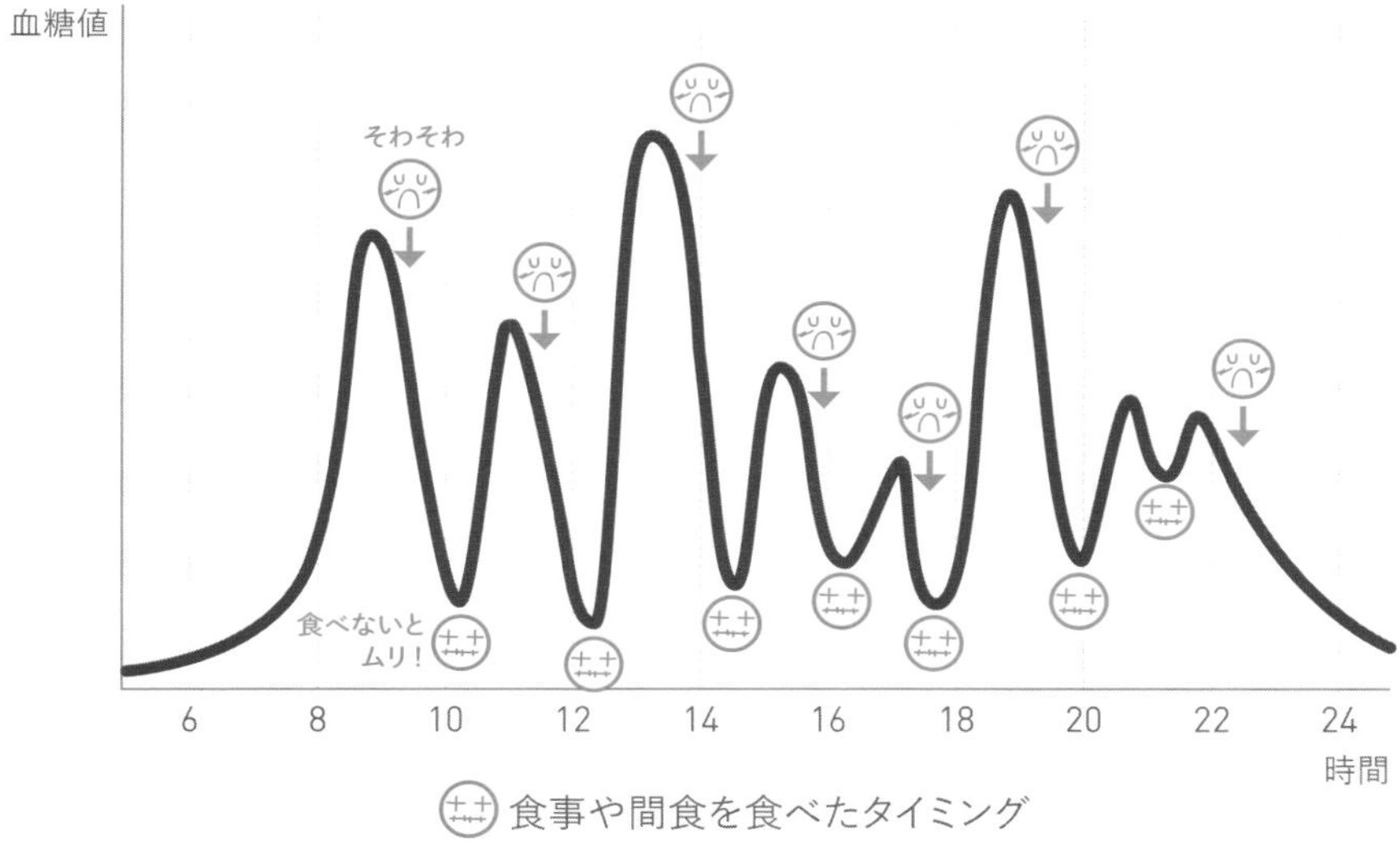


血糖値が急激に下がることで、「ニセの食欲」が起こります。

## 血糖値がゆるやかに上がる人のパターン

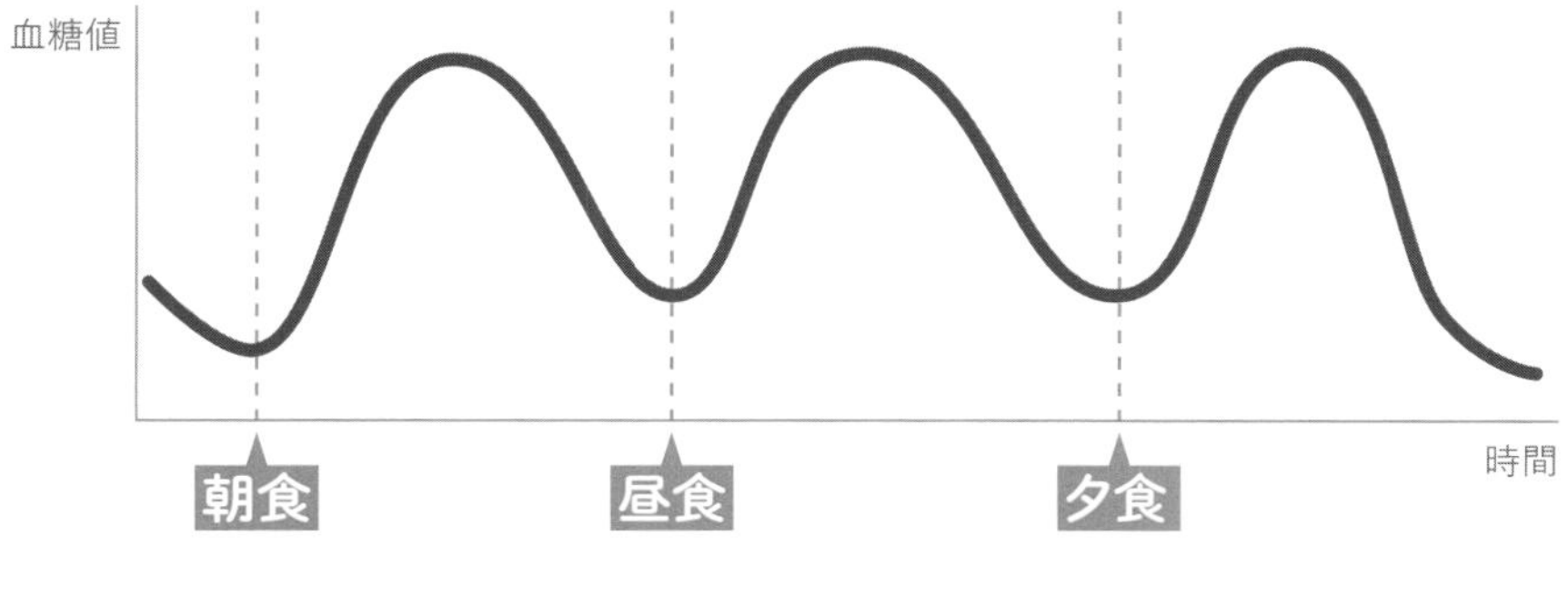

# 絶対に守るべきは「カーボラスト」

いったん急上昇した血糖値はノンストップで急降下し、そのとき糖を脂肪に変換してため込みます。これが、私たちの体の仕組みです。

糖が一気に大量に入ってくることさえ防げれば、血糖値はゆるやかに上がっていきます。結果、インスリンをたくさん出しすぎることもなくなります。

だからこそ、**血糖値を急上昇させないようにすることが大切**なのです。

血糖値を上げるものは糖だけなので、食事の中で糖を一番多く含んでいる炭水化物（ご飯やパンなどの主食）を食事の最後に食べる＝カーボラストで食事をすれば、血糖値の急上昇を抑えることができます。

カーボラストは、タンパク質と糖をしっかりとるのと同じくらい、ダイエットにおいてとても重要です。

ただ、実際にラスト（最後）にすると、おかずがなくて食べられない……となるので、**具体的にはおかずの半分から4分の3くらいを食べ終わってからご飯を食べはじめましょう。**

ゆるやかに血糖値が上がれば、その分インスリンの分泌は少しで済むようになり、血中に余っている糖を脂肪に変えてため込む作業もゆっくりと行われます。その間に少しでもエネルギーとして使えれば、ため込む（太る）量を減らすことができます。

これが、カーボラストでやせる理由です。

自然とカーボラストができるようになっているのが、懐石料理です。

懐石料理は、最後にご飯が出てくる、カーボラストな食べ順になっています。

「**懐石方式で食べると血糖値コントロールがカンタンにできる**」と覚えておくといいでしょう。

# 「ベジタブルファースト」より「ミートファースト」

では、何から食べはじめればよいのでしょうか。

結論からお話しすると、主食以外なら何から食べはじめてもＯＫです。ダイエットのルールは少ないほうが続けやすいので、食べ順はカーボラストだけしっかり守るようにしましょう。

とはいえ、できれば決めてほしいという人のために、必要栄養素を効率的にとりきれる方法をお伝えしましょう。

健康や美容に関心がある人たちの間では、野菜から食べる「ベジタブルファースト」が浸透しています。しかし、何度もお伝えしているとおり、食欲リセットダイエットではまず体に必要なタンパク質を確保する必要があります。

野菜を食べてからタンパク質に到達すると、お腹がいっぱいで必要量を食べきれなくなることがあります。そのため、**おすすめは「ミートファースト」**です。**肉や魚から食べはじめれば、必要なタンパク質がとりきれないという状況を防ぐことができます。**

一見野菜に見えるものも、インスリンを分泌させる糖質豊富な食材は最後に食べる（カーボラスト）を必ず守るようにしましょう。

さつまいも、ジャガイモ、カボチャ、山芋、れんこん、大豆以外の豆類などは糖質が多く、インスリンを分泌させるので、ご飯やパンなどの主食と同じだと考えましょう。特にさつまいもは最初に食べてしまうと、血糖値が急上昇しますのでお気をつけください。

よく、「さつまいもは食物繊維が豊富だから食べても血糖値が上がらない」という人がいますが、**高糖質なものは食物繊維と一緒に食べても血糖値スパイクを起こします。**

冷やしていようが、干しいもだろうが結果は同じ。干しいもは干して水分が抜けている分、一度に食べる糖質量が多くなるので特に注意しましょう。

# タンパク質はいろいろな食材からとるのが効果的

「タンパク質の重要性はわかったけど、実際にタンパク質を食べるとなると、サラダチキンやささみばかりになってしまう」という人は意外にも多くいらっしゃいます。たしかに、鶏肉は脂質も少なく、コスパもよいですし、ダイエット時はつい頼ってしまいますよね。

ですが、肉は種類によって含まれる栄養も違うので、なるべく牛肉や豚肉など、いろいろな種類を食べるようにしましょう。

例えば、豚肉は**ビタミンB群が豊富**で、特に糖とアルコール代謝に必要なビタミンB1が多く含まれています。脂質が心配なときは、ヒレ肉を選べば安心です。

牛肉は、**鉄や亜鉛などミネラルが豊富**です。貧血気味なら牛肉の赤身がおすすめですし、吸収をよくするためにはレモンをしぼって食べるのがよいでしょう。

また、ご家庭で食べる機会はあまりないかもしれませんが、ラムやマトンはダイエット向きのタンパク質食材です。牛肉と同じく鉄や亜鉛のミネラルが豊富なうえに、ビタミンB群も豊富で、特にビタミンB12が多いのが特徴です。さらには**L-カルニチンという脂肪を分解してエネルギーに変える、やせるために必須の栄養**も含んでいます。

最近はスーパーでも見かけますし、手に入りやすくなったので、ぜひ積極的に食べていただきたいです。

もちろん、頼ってしまいがちな鶏肉だって栄養は豊富です。**ビタミンB6が多く**含まれており、糖や脂質、タンパク質を代謝してエネルギーに変えてくれます。

ビタミンB群は代謝に必要な栄養素なので、さまざまな種類が満遍なくとれるよう、できるだけいろいろな種類のタンパク質を食べるようにしましょう。

# 満腹感を感じるタイミングは人それぞれ

どのタイミングで満腹感を感じるのかは、当然ながら個人差があります。

これも血糖値の上昇のスピードが関係しています。糖を食べて30分で満腹を感じる人もいれば、食後2時間経っても満腹感を感じない人もいます。

血糖値がどこまで上がったら満腹と感じるかは、普段の血糖値の推移によって変わります。

**普段から甘いものをたくさん食べて血糖値のスパイクを繰り返している人は、血糖値がかなり上昇しないと満足感を得られません。**

血糖値を適切にコントロールするためには、食事の内容を整えること。ぜひ基準食をベースにして、食後の満足度を観察してください。

基準食を食べ続けることで、だんだんと正常な血糖値の推移となるはずです。

昔から「早食いは太る」といいますが、これは本当です。**食事開始から血糖値が上がり始めるまで、通常どんなに早くても15〜20分ほどかかります。この間は、いくら食べても血糖値が上がらないので満腹感を得られません。結果、この間に食べすぎてしまいます。**

食事開始から20分以内にお腹いっぱいだと感じている人は、8分目（やせる食事量）どころか、腹10分目（キープの食事量）も通り越して、腹12分目以上（太る量）まで食べていると思われます。

この早食い対策として「ひと口ごとに箸を置く」という方法がベストですが、そんな時間的余裕も精神的余裕もないという人は、やはり基準食で腹8分目を探るようにしましょう。

栄養をきちんととれる基準食を食べた直後、お腹の感覚がどうかを観察し、基準食以外の食事を食べたときも、その感覚になったら一度「ごちそうさま」をしてみるのです。

意外と、そのあとお腹が空かないという体験ができるはずです。

# 生理期間を上手にコントロールしよう

生理前や生理中に食欲が止まらなくなったり、体重が増えたりする人は多いのではないでしょうか。

ＰＭＳだから仕方がないと、この期間はダイエットをすることをあきらめている人もいますが、人によっては排卵から生理が終わるまで、月の半分が体重が減りにくい時期という人もいます。それでは、なかなかダイエットが前に進みません。

生理前後の対処法についてお話ししましょう。

## ●どうしても食欲が止まらない場合、特別ルールをつくっておく

生理前の体重増加の原因は主にむくみです。

子宮内膜が厚くなり血流が滞り、下腹部がいつもよりぽっこりしていると感じやすくな

ります。また、ホルモンバランスの変動のため、イライラしやすくストレスもたまります。

一番過食しやすく、ダイエットをやめてしまう人が多い時期でもあります。

この時期はとにかく、**できるだけいつもどおりを心がける**ことです。そう意識するだけでも、少し気持ちに余裕ができます。

**どうしても食欲が止まらないなら、タンパク質と野菜ならどれだけ食べてもOKなど、自分に優しい特別ルールをいくつか用意しておきましょう。**

## ●生理が始まったら貧血対策をする

生理がスタートすると、物理的に貧血になります。そのため、鉄をはじめとする栄養をたっぷりとって、とにかく貧血改善を目指しましょう。

生理のある女性は全員貧血といっても過言ではなく、産後のダイエットがうまくいかない人は、赤ちゃんに自分の体の中にあった鉄をあげたことで貧血からなかなか立ち直れないことが1つの大きな要因です。

貧血になると、食べたものをエネルギーに変えることができなかったり、気持ちが落ち込みやすくダイエットに後ろ向きになってしまうこともあります。

そのため、**鉄を意識的にとることが重要**なのです。サプリからでも、レバーやほうれん草などの食材からでも、鉄分をしっかりとるようにしましょう。

生理前、生理中の体重増加は、通常の体重増加とは違うので、焦る必要はありません。この期間にきちんと対策しておけば、生理が終わると、するすると体重が減るやせ期が到来します。

ダイエットがなかなかうまく進まないと落ち込まず、淡々と対策していきましょう。

Chapter 4

ルール3

# 食事間隔を6時間空ける

# 「ダイエットモード」をうまく利用すればラクにやせていく

ダイエットでまず大切なのは、今よりも太らなくすること。これは、基準食を食べるようになればあっという間に解決できます。

**次の段階は、今ついている脂肪をエネルギーとして使うことです。**

**そのためには、「食事間隔のコントロール」が必要です。**

私たちが食べたものは、体内でエネルギーとなって使われますが、そのままの形では血液の中に置いておけないので、脂肪細胞という形に変えて内臓の近くに内臓脂肪として保存されます。

この「エネルギーのままでは血液中に置いておけない」というのがポイントです。

もしそのままエネルギーとして置いておけるなら、どんなに食べすぎても次の食事を食べずに待っていれば、脂肪としてため込まれないということになります。

しかし私たちの体は、定期的に血液中から余ったエネルギーをすぐには使えない脂肪に変え、がっちりとため込むのです。

そのため、**食後4時間が経過したら、血液中のエネルギーは最低値まで下がります。**

**ここからはさっきため込んだ脂肪や、今体についている脂肪を少しずつ使いながらエネルギーを使う脂肪燃焼タイム＝「ダイエットモード」になります。**

このダイエットモードを上手に使うことで、今ある脂肪を減らすことができるのです。

「それなら、10時間とか16時間とか、次の栄養が入ってくるまでできるだけ時間を空けたらいいんじゃ?」と考えるかもしれません。要するに1日に1～2食で過ごす方法です。

ところが、**ダイエットモードが始まってから3時間後には、体は次の段階に入ります。それが「飢餓モード」です。**

飢餓モードに突入すると、私たちの体には緊急速報が流れます。
「飢餓になりました！　次にいつ栄養が入ってくるのかわからないので、エネルギー節約モードに入ります。体温を下げて、極力活動しないようにしましょう！」

そうして、**代謝が下がってしまいます**。

さらに体は、その次の食事で飢餓に備えてたくさんの栄養を吸収して脂肪にしてためておこうとします。つまり、太りやすくなるということです。

眠っている間以外は、この飢餓モードにはならないようにしたほうがダイエットにはよいのです。

逆に、**今ある脂肪を少しでも減らしたいのなら、食後4～7時間のダイエットモードの時間を少しでも多くとれるようにするのが早道**です。

つまり、食事と食事の間を7時間ずつ空けるのがベストなのです。

例えば、朝6時、昼13時、夜20時などに食事をとるなどが考えられますが、食欲リセットダイエットでは**6時間を目安にしておくことをおすすめしてい**

## 食事後の体の変化

食後2時間 ▶ **吸収モード**

栄養が小腸から吸収される。
栄養が血中にたくさんある状態。

食後2〜4時間 ▶ **貯蔵モード**

血中の栄養を使いながら余った分は
脂肪に変えて貯蔵する。

食後4〜7時間 ▶ **ダイエットモード**

血中にはあまり栄養がなく、
脂肪などを少しずつ使っていく。

食後7時間以降 ▶ **飢餓モード**

血中に栄養が少なく、
代謝が低下する。

**ます**。

例えば、朝7時、昼13時、夜19時などです。

なぜなら、6時間を目安にしておくと、予定より少し食事が遅くなってしまっても、飢餓モードにはならないという余裕があるからです。

さて、あなたは普段何時間おきに食事をしていますか？

毎日を振り返り、記録してみてください。ダイエットモードと飢餓モードの時間はどれほどありましたか？

人間の体の中はスイッチのように瞬時に切り替わるわけではないので、4〜6時間の中のできるだけ6時間寄りで、食事時間の計画を立てるようにしましょう。

# 「計画的おやつ」はダイエット成功の鍵

「1日の中でダイエットモードの時間をしっかりとれると、本当に早くやせていきます」とお話しすると、必ず出るのが「おやつは食べたらダメですか？」という質問です。

もちろん食べないに越したことはないですが、どうしても食べたいという場合、方法は2つあります。

**1つ目は、食後のデザートとして時間を空けずに食べる方法です。**

ダイエットモードの時間をとるために、甘いものを食事時間以外でとらないという選択です。この方法なら、自然とカーボラストにもなるので、甘いものを食べたときの血糖値急上昇も自動的に防げます。

「デザートまで含めて腹8分目」で食べられれば、これも立派なダイエット食になります。
実際に、朝食後にコーヒーとチョコレートを楽しむという習慣を継続したまま17kgのダイエットに成功した生徒さんもいらっしゃいます。

**2つ目は、「計画的おやつ」として食べる方法です。**

脂肪が使われるダイエットモードの時間は減ってしまいますが、せめて脂肪を増やさないよう**食事の前後4時間を空けておやつを食べるという方法**です。

例えば、お昼を12時に食べたなら、おやつは16時に食べて、夕食を20時にします。

昼食からおやつ、おやつから夕食までがそれぞれ4時間空いているので、ダイエットモードに突入していて太りにくいのです。

「おやつなんて食べてもいいの?」と心配するかもしれませんが、**我慢できずに夜中に食べてしまったり、暴食してしまったりするくらいなら、計画的におやつを食べるほうがダイエットを継続する意味では正解**です。

ダイエットにおいて何よりも大切なのは、「継続」です。継続するための工夫は積極的に行っていきましょう。

食事量が少なくて3回の食事で栄養をとりきれない人は、このおやつのタイミングにただの甘いものではなく、アーモンドフィッシュやゆで卵、タンパク質を含んでいるホットスナック（からあげなど）、脂質0の高タンパク質ヨーグルトなどを食べるのもよいでしょう。


おやつは「食べたらダメだ！」と思うと余計苦しくなってしまいます。

基準食を食べ続けて食欲がリセットされたら自然と、過剰なおやつを食べたいという欲求も収まっていきますので、それまでは上手に付き合っていきましょう。

# 飢餓を打ち破る「朝食」にマストの栄養素

就寝中は食べることができないので、その間は7時間以上食事時間が空くことになります。つまり、就寝中に飢餓モードになります。

この飢餓を朝にしっかり打ち破っておかないと、1日中代謝が下がったままの、とても太りやすい体の状態になります。

この飢餓を打ち破る食事が、朝食です。朝食は英語で「ブレックファースト」といいますが、語源は「ｆａｓｔ（断食）をｂｒｅａｋ（破る）」です。

まさに朝食が飢餓を打ち破ることを表しており、朝食の重要性を伝えています。

もちろん、朝食に基準食を食べるのがベストですが、「朝からそんなにしっかり食べられない……」という人は、**確実に飢餓を打ち破ってくれる「ブドウ糖」と**

**「タンパク質」だけでもとるようにしましょう。**

朝食で主食（ブドウ糖）が入ってくることによって、体は「飢餓が終わった！」と認定してくれます。またタンパク質が入ってくることで、エネルギーをつくりはじめ、体温を上げて、代謝をスムーズに行うようになります。

目玉焼き＋トーストでもいいです。まずはブドウ糖とタンパク質がとれていることが大事です。もちろんその場合も、カーボラストを守りましょう。

「朝は胃がもたれて目玉焼きとトーストもムリ……」という人は、**プロテインなどでもＯＫ**です。その際、**ブドウ糖入りのラムネを食べるなど、ブドウ糖も補給してください。**

プロテインに、甘酒（米１００％、砂糖なし）を50ccほど入れてもブドウ糖がとれます。

卵スープにオートミールや白米を少し入れたものも食べやすくておすすめです。

これらは基準食の要素を満たしていませんが、朝食では何よりも飢餓を打ち破るために必要な栄養であるブドウ糖とタンパク質を摂取するのを最優先にしましょう。

# 夜の主食を絶対に抜いてはいけないワケ

ダイエットの最初の一歩で皆さんがやりがちなのが、「夕食の主食を抜く」ことです。

おかずは食べたいし、糖は太るし、お酒を飲む人はおかずだけでいいかな……と思いがち。

こんなふうに、ダイエット経験者なら夕食の糖質オフは誰もが一度は通る道かもしれません。

**夜の糖質オフは、太らなそうで、実は積み重なると太りやすい習慣の1つです。**

夕食の主食を抜くと、**昼食後からずっとブドウ糖が体に入ってこないことになります。そう、飢餓モードが長くなるのです。**

ただでさえ寝ている間は栄養がとれないのに、夕食のブドウ糖を抜くと、さらにその時間が長くなります。

糖質オフなど糖質の量にばかり目を向けてブドウ糖を摂取しないと代謝が落ちてやせにくくなるばかりか、食欲が止まらなくなる、貧血気味になる、骨がもろくなる、肌がパサつく、短期記憶が悪くなる、睡眠の質が下がるなど、**健康にも大きなダメージを与えます。**

朝食でもブドウ糖とタンパク質を必ず摂取するようにお伝えしましたが、夕食も絶対に主食をカットしてはいけません。

一にも二にも、ブドウ糖とタンパク質の摂取が大切なことを覚えておきましょう。

# 夕食が遅くなった日や休日のブランチ

「ダイエットをしたいなら夕食は夜8時までに食べたほうがいい」というような情報を、山のように見かけます。

しかし、忙しい人は夕食が遅くなることが度々あることでしょう。

「いっそのこと、遅くなるなら食べない！」と考えてしまうかもしれませんが、夕食を食べないデメリットは先述のとおりです。

とはいえ、遅い時間に食べると胃もたれもするし、何より太る気がする……。

遅くなって食事を抜いてしまうデメリットと、食べてすぐに寝るデメリット。

どちらも少なからずありますが、ダイエットにおいて、デメリットがより少ないのはどちらでしょうか。

**結論をお話しすると、食べてすぐ寝るほうが、ダイエット上のデメリットは少ないといえます。**

食事が遅くなってもムリに我慢せず、きちんと食べるようにしましょう。

もちろん、食べるべきは基準食です。

「胃がもたれる」「体重が増えやすい」ことが気になるなら、少しだけ油を控えたメニューにするといいでしょう。油が多いと消化に時間がかかるためです。

他にも、休日の朝はゆっくり寝て目が覚めたらもうお昼前……。なんていうこともあるかと思います。

そんなときは、朝昼兼用のブランチになってしまうでしょう。

では、そんな日の食事時間はどう考えたらいいのでしょうか。

この場合、**ブランチを「今日の1食目」にしましょう。**

**そこから4〜7時間後に2食目を食べます。結果的に1日2食になっても構いません。**

その日は、「2食＋おやつ」になってもいいですし、「2食＋寝る前の夜食」になっても

ＯＫです。食事間隔だけは意識しましょう。

ただ、**これはあくまでその日限りのイレギュラーである**こと。頻回に繰り返すと1日2食と同じになって代謝を落とす原因になるのを忘れないでください。

特に、飢餓モードが長く続いたあとのブランチは、吸収しやすく太る原因になるので、**起きて1時間以内くらいには食べ始めるようにしましょう**。

これは普段の朝食でも変わらないので意識してみてくださいね。

ちなみに、普段、基準食を食べたあと、もし7時間経ってもお腹が空かないときは、前のご飯の油が多かったか、量が多かったかのどちらかです。

お腹が空いていないからとここで1食抜いてしまうと、飢餓モードになってしまい、吸収しやすく太るのは、先にお話しした通りです。

たとえお腹が空いていなかったとしても、食事間隔は7時間以上空けないように注意しましょう。

そのときはメインのタンパク質に、白身魚や脂のないささみ肉など油分の少ない食材を選んで食べるとよいでしょう。

# Chapter 5

ルール4

# 朝と夜に体重を量って代謝を確認する

# 「代謝」とは食べたものをエネルギーに変えること

ダイエット本には「代謝」という言葉がよく出てきます。

この本でもすでに何度も登場していますね。

また、「40代になると代謝が悪くなる」などと聞いたことがあるかと思います。

さて、ここで問題です。代謝とはいったい何でしょうか。

こう質問すると、多くの場合「むくまないこと」「汗がかけること」「食べても太らないこと」「めぐりがいいこと」など、あいまいな答えが返ってきます。

代謝にはいくつか意味がありますが、ダイエットに関していえば、代謝は「**栄養をエネルギーに変えること**」です。

そのため、例えばホットヨガで大量に汗をかいたとしても、それで代謝が上がってエネルギーが生み出せているかどうかは別問題です。

## 「汗をかくこと」と「代謝が上がること」は必ずしもイコールではありません。

やせるためには、代謝について正しく知っておくことが大切です。代謝に大きな影響を与えるのがブドウ糖です。

お菓子やケーキなどにたっぷり含まれている糖はショ糖といって、代謝を上げるどころか、血糖値を乱高下させ脂肪をため込んでしまうので区別が必要です。

代謝を上げるために必要なのは、糖の中でもブドウ糖だけです。すでにお話ししましたが、ブドウ糖が含まれるのは、ご飯やパン、うどん、蕎麦、パスタなど。

生徒さんの中には、「ご飯の代わりに糖は日本酒でとります！　日本酒の原材料はお米ですし！」とおっしゃる方もいらっしゃいましたが、日本酒はアルコールであり、アルコールを体内で分解している間は、むしろエネルギーを生み出す代謝はストップします。

ダイエットの成功において、栄養をエネルギーに変える代謝はとても大切です。代謝をうまく活用すれば、ダイエットに弾みをつけることができます。

# 「夜間代謝」で自分の代謝を知る

あなたは毎日体重を量っていますか？

体重を量っている人は、何が知りたくて体重を量るのでしょうか？

「今の自分の体重が何kgかを確認するためでしょ？」

もちろんそうなのですが、そもそもあなたは自分の体重が1日の中でどのように変動しているかをご存じでしょうか。朝と夜では、体重が1kgも変わったりします。

また当たり前ですが、たくさん食べた日は体重が増えますし、生理中も体重が増えることがあります。そのため、**単純に体重計の数字だけでダイエットが順調に進んでいるか判断することはむずかしい**のです。

そこで、食欲リセットダイエットでは体重だけでなく、「夜間代謝」を知ることをルールの1つにしています。

## 夜間代謝の把握方法

**夜の体重 ― 翌朝の体重**

| | 朝 | | 夜 |
|---|---|---|---|
| 5月1日 | 50kg | | 50.8kg |
| | | -0.4kg | |
| 5月2日 | 50.4kg | | 50.6kg |
| | | -0.5kg | |
| 5月3日 | 50.1kg | | 49.8kg |
| | | -0.4kg | |
| 5月4日 | 49.4kg | | 50kg |
| | | -0.3kg | |
| 5月5日 | 49.7kg | | 50.2kg |
| | | -0.4kg | |
| 5月6日 | 49.8kg | | 49.9kg |
| | | -0.5kg | |
| 5月7日 | 49.4kg | | 49.7kg |

夜から朝にかけての体重差の自分の平均値を
把握しておきましょう。

※この場合、−0.4〜−0.5kgが平均

夜間代謝は、朝と夜の1日2回、体重を量ることで知ることができます。

夜の体重から翌日の朝の体重を引いた数字が夜間代謝を数値化したものです。

もちろん日によって多少のバラつきはあるので、1週間ほど測定して今の自分の平均値を出すようにしましょう。

こうすることで、寝ているだけで体が使うエネルギー量がいつもより多いか少ないかを知ることができるのです。

体内で一番エネルギーが使われている場所は脳や内臓です。脳や内臓は目に見えませんし、動かしている自覚もありません。

しかし、脳と内臓がしっかりとエネルギーを使っている証拠が、夜から朝にかけての体重差からわかるのです。

# 寝ている間にラクやせするには

夜から朝にかけての体重差は0・2〜1・2kgほどの幅で、人によって差があります。

もちろん代謝が多いのに越したことはないのですが、私たちは意識して夜間代謝を上げることはできません。

体が正常に機能できるように食事の栄養を整えてエネルギーを生み出しやすい体内環境をつくることが、この夜間代謝をアップさせる唯一の方法です。

そして栄養を整えることは、いうまでもなくさまざまな細胞の中でエネルギーを生み出す土台をつくることにつながります。

寝ている間に勝手に体重が減っていく夜間代謝をうまく利用すれば、ラクにやせていくことができるわけです。

夜間代謝の状態を知ることとは、もう1つ大切な意味があります。

それは**「いつもどおり、自分の体がエネルギーを生み出せているか」を知ることができる**ということです。

例えば普段は夜から朝にかけて0・4kg体重が減る人が、0・2kgしか減らなかったとしたら、体のどこかで異常事態が起きていると判断することができます。これを元に戻さない限り、太っていくのはカンタンに想像がつくことでしょう。

この異常事態が起きていることを察知するためにも自分の夜間代謝の状態を知っておくこと、そして自分の体の変化を観察することが大切なのです。

# 夜間代謝が低下していると わかったら「ハイカーボ」

夜間代謝の数字が平均値より減ってしまった場合は、対策が必要です。代謝が下がったときの**回復の方法は、「ハイカーボ」**です。ハイカーボとは、ご飯を普段の2倍量食べること。これは、いわゆる「チートデイ」とは違います。目的はブドウ糖のチャージです。

3食のうちハイカーボにするのは朝か昼の1食だけ。そのときのおかずは、あまり油は多くないほうがいいです。ハイカーボをする1食以外の食事は普段どおりにし、当日の飲酒はやめておきましょう。

ただし、ハイカーボを行うのは、夜間代謝が平均値より減ったときに加え、次の症状のうち2つ以上当てはまったときにしましょう。

□以前より疲れやすい
□いつもと同じ量を食べているのに体重が増えた
□体温が下がって寒い（基礎体温をつけているとよくわかります）
□筋肉痛みたいな重だるさがある
□肌のハリがなくなる
□食欲が止まらなくなる
□ため息が増える

2つ以上チェックがついたら、栄養が不足した〝うっかり飢餓〟に陥っている可能性があります。1食だけ、「ハイカーボ」を取り入れましょう。

ハイカーボをするとスルスルと体重が落ち始めるはずです。

代謝が下がっているのがわかったら、ぜひハイカーボを試してみてください。

# 低血糖かどうかは「夢」にあらわれる

睡眠中に低血糖になっているかどうかを判断する方法があります。

それは、「夢」です。

ドキドキするような、怖いような、手に汗かくような夢を見ているときは低血糖になっているといわれています。

低血糖だと睡眠の質が悪化して、きちんと睡眠時間をとっても睡眠不足になるということが起きます。

睡眠不足だと、

- 血糖値が乱れやすくなって過食しやすくなる
- 満腹中枢がうまく働かなくなって食べすぎる

● **ビタミンやミネラルが過剰に消費されてしまい、エネルギーを生み出せなくなって、結果、疲れがとれず太りやすくなる**

など、悪いことばかりです。

先ほど、手に汗握る夢は低血糖になっている可能性があるとお伝えしました。

他にも、貧血だと怖くない夢を見たり、浅い眠りになるといわれています。

ちなみに、マグネシウム不足は足がつりますし、トイレに行きたくなって夜中に目が覚めてしまいます（過活動膀胱もマグネシウム不足の1つの表れです）。

楽しい夢はいいのですが、その他の夢は栄養不足を疑ったほうがよいでしょう。

ダイエットの鉄則は「寝る子はやせる」です。

寝る前のご飯は抜かず、きちんとカーボラストして、よい睡眠状態を保つようにしましょう。

Chapter 6

# カンタン！
# おいしい！
# おすすめ基準食レシピ

# 基準食をおいしく食べて ダイエットを 楽しく成功させよう！

「忙しい毎日でも、カンタンにつくれて、おいしいものが食べたい！」
そんな多くの方の声にお応えして、基準食のおすすめレシピをいくつかご紹介します。

**ポイント❶** 砂糖は普段使っているものでもよいですが、本書のレシピでは血糖値を上げにくいラカントSを使用しています。普通の砂糖に変えてもOKです。

**ポイント❷** メイン、副菜、主食の組み合わせは、自由に変更してOKです！

※タンパク質食材はできあがり約１００gで1人分（タンパク質量約20g）としています。すべての料理は自分に必要なタンパク質、糖質量で食べることが大切なので、○人分の表記は概算です。

※冷凍可のメニューは、冷蔵庫での解凍がおすすめです。

おすすめ基準食レシピの紹介の前に、カンタンなタンパク質の調理法を1つご紹介しましょう。

# 炊飯器で失敗なし！低温調理でしっとり肉料理

（日持ち冷蔵3日・冷凍可）

※真空調理タイプの炊飯器では調理不可。

**材料（2人分）**

・鶏胸肉 1枚（厚さが2cm程まで）

※鶏もも肉、ささみ、豚ヒレ肉などでもOK！

**作り方**

1 ヤカンや鍋で水（分量外）を多めに沸騰させておく。

2 肉を耐熱温度100度以上の袋に入れて空気を抜く。

3 炊飯器の内釜に2を入れ、1を注いで2が完全にお湯に浸かるようにする。
※同時に複数、袋を入れてもいいが、重ならないようにする。

4 保温ボタンを押して1.5時間保温する（ささみの場合は60分）。

5 湯から取り出し袋ごと水につけて完全に冷ましたら完成。

低温調理でまとめて肉を加熱しておくことで、調理の負担がグッと減ります。忙しい人ほど低温調理を取り入れてみてくださいね。

## ローストビーフ（日持ち冷蔵3日・冷凍可）

材料（3人分） ・牛ももかたまり肉 約350g　・塩 小さじ1/2〜1/3（肉の重さの0.8〜1%）

オニオンソース ・玉ねぎ 大1個

A ・醤油 大さじ2　・酢 小さじ1　・水 大さじ2

・ラカントS 小さじ1/2

作り方

1 肉の重さを計り、メモしておく。肉に塩をすりこみラップをして常温に戻しておく。
2 予熱していないオーブンに入れて130度で25分焼く。
3 肉を裏返してさらに20〜30分焼く。最初に計った肉の重さから、90%ほどの重さになったら焼き上がり。なっていなければ、焼き時間を延長する。
4 アルミホイルで包み、2時間ほど常温に置いて肉汁を落ち着かせる（理想はさらに冷蔵庫で一晩寝かせる）。
5 薄切りにして盛り付け、【オニオンソース】をかけたら完成。

オニオンソース

1 玉ねぎをみじん切りにする。
2 フライパンに油（分量外）を入れて1を中火であめ色になるまで炒める。
3 火を止めて、2とAをすべて混ぜる。

## 塩きのことほうれん草の白和え（日持ち冷蔵2日・冷凍不可）

材料（3〜4人分） ・お好きなきのこ 1パック　・水 大さじ1　・塩 小さじ1/4

・絹豆腐 1/4丁　・ほうれん草 1束

A ・練りごま 55g　・塩 小さじ1/4　・ラカントS 小さじ1/4（お好みで）

作り方

1 フタのある鍋に水、塩を入れ、ほぐしたきのこを入れる。
2 フタをして中火にかけ、2〜3分蒸し煮にする。
3 キッチンペーパーで絹豆腐の水気を拭きとる。
4 3とAをミキサーに入れ混ぜる（ミキサーがない場合はすり鉢ですってもOK）。
5 ほうれん草は洗って根元が太いものには根本に十字で切り込みを入れておく。
6 鍋に水（分量外）を入れて沸騰させ、ほうれん草を2〜3株入れて10秒ゆでたら、水をはったボウルに入れる。同じようにすべてのほうれん草をゆでる。
7 6を水から取り出し、よく絞って一口大に切る。
8 2と7を混ぜ合わ、4を上からソースのようにかけて完成。

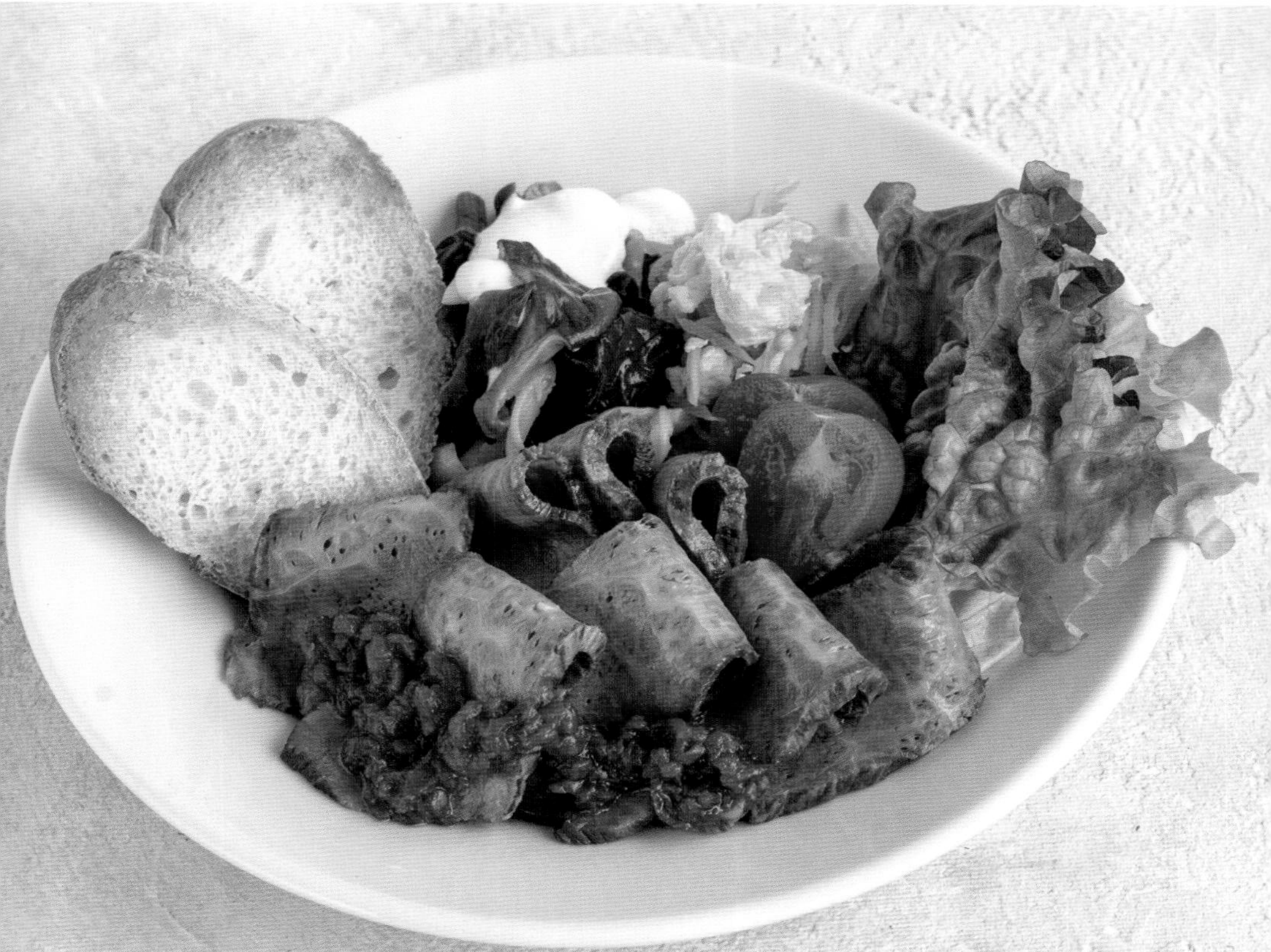

## にんじんしりしり（日持ち冷蔵3〜4日・冷凍可）

**材料（2〜3人分）**
・にんじん 中1本　・ツナ缶（油缶）1つ（70g）　・卵 1つ
・塩 ひとつまみ　・胡椒 お好みで

**作り方**
1 にんじんの皮をむき、千切りにする。
2 フライパンに1、ツナ缶の油を入れて強火で炒める。
3 しんなりしたらツナを入れて炒め、水分を飛ばす。にんじんに火が通ったら卵を入れて混ぜる。
4 塩をふったら火を止めて食べるときにお好みで胡椒をかけたら完成。

**いくとうメモ**

牛肉は鉄や亜鉛が豊富なダイエット食材！　赤身は単純に焼いてしまうと硬くなるので、ローストビーフにするのがおすすめ。

## ふわふわ冷しゃぶ（日持ち冷蔵3日・冷凍可）

材料（2人分） ・豚肉のスライス（ロースやもも）300g ・酒 大さじ1 ・水① 500cc ・水② 100cc ・ポン酢とオリーブオイル 適量 ・大葉 お好みで

作り方
1 水①を鍋に入れて強火で沸騰させたら火を止め、酒と水②を入れて温度を80度くらいまで下げる。
2 1に豚肉を一気に入れる。鍋の中でほぐして薄いピンク色になるまで火を通す（火の通りが悪いときは、もう一度火をつけて薄いピンク色になるまで加熱する）。
3 火が通ったら、常温水（分量外）に入れて冷まし、よく絞る。お皿に盛ってお好みで刻んだ大葉をのせ、ポン酢とオリーブオイルを混ぜてかけたら完成。

## カラフル無限ピーマン（日持ち冷蔵3日・冷凍可）

材料（4人分） ・ピーマン 2個 ・パプリカ 1個 ・ツナ缶（水煮）1缶（70g） ・めんつゆ（三倍濃縮）大さじ2 ・油 小さじ1/2

作り方
1 ピーマンとパプリカの種をとり、繊維を断つように細切りにする。
2 フライパンに油とピーマンとパプリカを入れ、強火でクタクタになるまで炒める。
3 ツナを加え、水分がなくなるまで強火で炒める。
4 めんつゆをかけて、汁気をとばして火を止めたら完成。

## ポリポリ海藻麺サラダ（日持ち冷蔵3日・冷凍不可）

材料（2〜3人分） ・海藻麺 110g ・カニカマ 150g ・卵 1個 ・ラカントS 小さじ1/2 ・水溶き片栗粉 小さじ1/2 ・きゅうり 1本 ・酢 小さじ2 ・マヨネーズ 大さじ2

作り方
1 海藻麺はさっと水洗いして、水気を絞ってボウルに入れ、酢を入れてよく混ぜる。
2 きゅうりは縦半分に切って種をとり、斜め薄切りにする。塩（分量外）を混ぜたら、しばらく置いてしんなりさせる。
3 ボウルに卵を割り入れ、水溶き片栗粉とラカントSを入れ混ぜる。
4 フライパンに油（分量外）を引いて熱し、3の半量を流し入れる。片面焼いたらひっくり返してすぐにお皿に出し、ある程度冷めたら、太めの千切りにする。もう半量も同じようにする。
5 1にマヨネーズを入れ、よく混ぜる。
6 2を水で洗ったら絞って水気を切る。
7 5に4、6、ほぐしたカニカマを入れてよく混ぜたら完成。

いくとうメモ

豚肉はゆでるとパサつきやすいので、低温調理がおすすめ。おどろくほど、しっとり柔らかくおいしく食べられます！　パプリカはビタミンCが豊富なので、カラフル無限ピーマンはつくり置きしておくと◎。ポリポリ海藻麺サラダの卵は、炒り卵でもOKです。

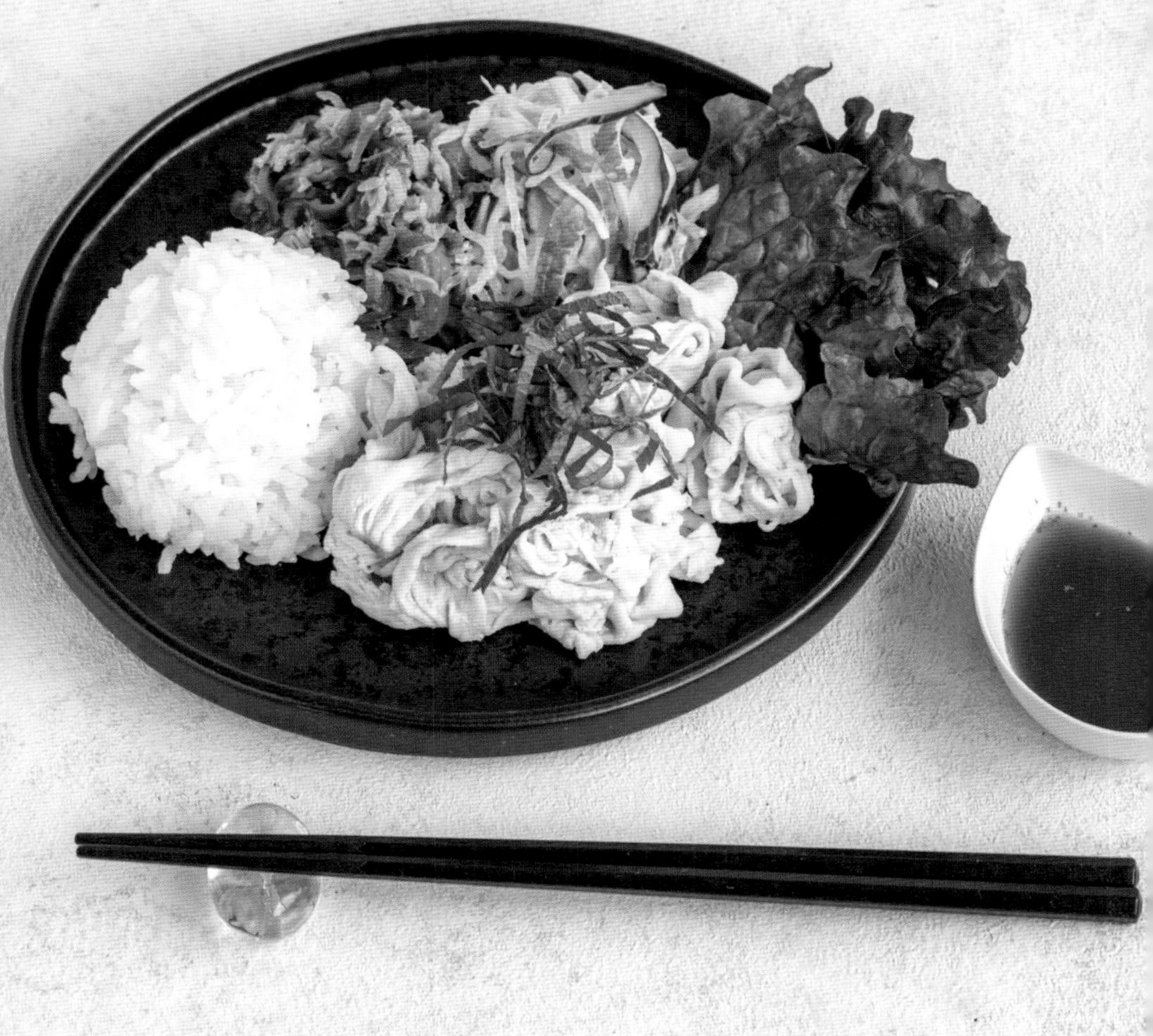

## パリパリチキンソテー（日持ち冷蔵3日・冷凍可）

材料（2人分）　・鶏もも肉 1枚　・塩 小さじ1/2

ラビゴットソース　・赤玉ねぎ（もしくは玉ねぎ）中1/4個　・トマト 中1個
・ケッパー 小さじ2　・きゅうり1/2本
・種無しブラックオリーブ 3粒
A ・レモン汁 大さじ2　・酢 大さじ1
・オリーブオイル 大さじ3　・塩 小さじ 1/2

作り方
1 鶏もも肉は厚い箇所に切れ目を入れ1/2に切り分ける。
2 フォークなどで皮に穴を開け、塩をまぶす。
3 油を入れずにフライパンに1の肉の皮の面を下にして入れ、鶏肉の上にお皿をのせ、その上に重し（水を入れたやかんなど）をのせて、火をつける。フタはせずに中弱火（フライパンに炎がギリギリ当たる程度）で焼く。
4 脂が出てきたら拭きとり、鶏肉の周囲が白くなったらお皿と重しをとる。ひっくり返してさらに焼く（皮の面を焼いた 1/3くらいの時間が目安）。
5 火が通ったら盛り付けて【ラビゴットソース】をかけたら完成。

ラビゴットソース
1 赤玉ねぎはみじん切りにして空気にさらす。
2 トマトときゅうりはそれぞれ種をとってみじん切り、ブラックオリーブとケッパーもみじん切りにしておく。
3 1と2の水気をキッチンペーパーでよく拭きボウルに入れたらAを入れ、混ぜる。
4 2時間以上冷蔵庫で寝かせたら完成。

## ブロッコリーのくたくた煮（日持ち冷蔵3日・冷凍可）

材料（4人分）　・ブロッコリー 1株　・塩 小さじ1/2　・オリーブオイル 小さじ1
・水 大さじ1　・黒胡椒 お好みで

作り方
1 ブロッコリーはよく洗って、小房に切り分ける。
2 鍋に1と、塩、オリーブオイル、水を入れてフタを閉めて中弱火にかける。
3 時々鍋をゆすって、柔らかくなるまで加熱する。加熱し終わったら火を止め、フタをしたまま蒸らしながら冷ます。
4 お好みで黒胡椒をかけたら完成。

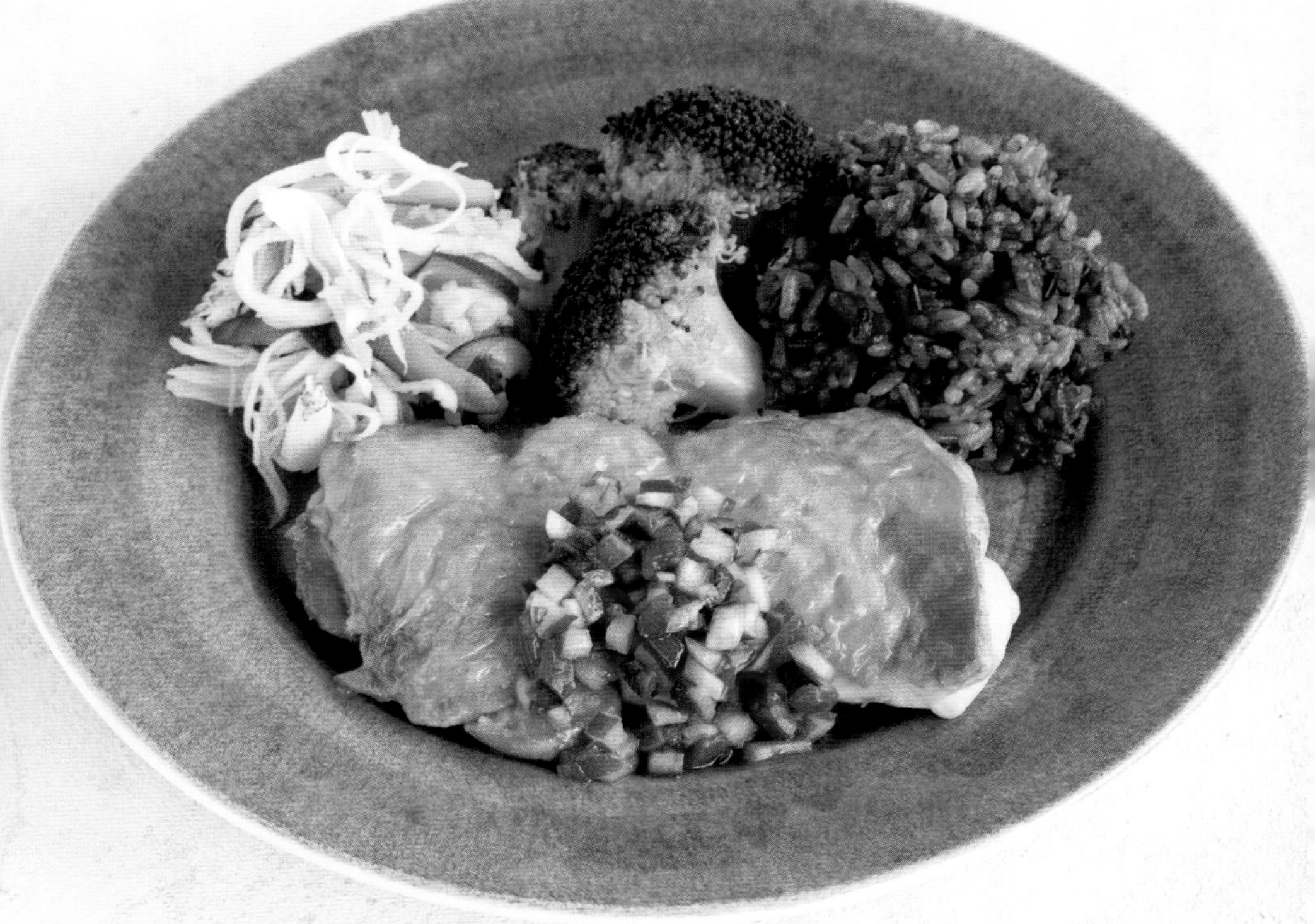

## 切り干し大根のパリパリサラダ（日持ち冷蔵3日・冷凍不可）

**材料（4人分）**　・カニカマ 150g　・切り干し大根 25g　・きゅうり 1/2本
A ・酢 大さじ2　・ラカントS 大さじ1　・塩 小さじ1/4

**作り方**
1 切り干し大根は洗って絞ったら、沸騰したお湯（分量外）でゆがいて戻し、ザルにあげておく。
2 きゅうりは種をとって斜め薄切りにして塩（分量外）をふって揉んでおく。
3 ボウルにAを入れて混ぜ、水気を切った切り干し大根と、さっと洗って絞ったきゅうり、ほぐしたカニカマを入れて混ぜ、盛り付けたら完成。

**いくとうメモ**

ラビゴットソースはお刺身やムニエルに添えても◎。切り干し大根はマグネシウム、食物繊維が豊富なので積極的に食べたい食材です。

## 揚げない酢豚（日持ち冷蔵3日・冷凍不可）

**材料（2人分）** ・低温調理済み豚ヒレ肉（113ページ参照）200g程度　・ピーマン 2個
・パプリカ 1個　・玉ねぎ 中1/2個　・塩 少々　・片栗粉　適量
A ・ラカントS 大さじ2　・酢 大さじ2　・醤油 大さじ2　・酒 大さじ2
・ケチャップ 大さじ1強　・水 大さじ2　・片栗粉 小さじ2

**作り方**
1 豚ヒレ肉は一口大に切り、塩（分量外）をまぶしておく。
2 ピーマンとパプリカは種をとり乱切り、玉ねぎは乱切りかくし切りにする。
3 キッチンペーパーで豚ヒレ肉の水気を拭きとったら片栗粉をまぶす。
4 フライパンに油（分量外）を入れ、3を並べて強火で両面に焼き色がつくまで焼く。
5 豚ヒレ肉を取り出し、フライパンに油（分量外）を少量入れ、2と塩を入れて強火で炒める。
6 5に豚ヒレ肉を戻し入れ、すべて混ぜたAを入れて、汁気がなくなるまで煮つめたら完成。

## モロヘイヤの塩おひたし（日持ち冷蔵3日・冷凍不可）

**材料（2人分）** ・モロヘイヤ 1わ　・塩 小さじ1/2　・水 100cc

**作り方**
1 モロヘイヤは葉の部分だけを摘んで、さっと洗う。
2 鍋に水（分量外）を沸騰させたら1を入れ、10秒くらいゆでてザルにあける。
3 保存容器に2と水、塩を入れたら完成。

## ささみのスプラウト海苔和え（日持ち冷蔵3日・冷凍不可）

**材料** ・低温調理済みささみ 2本（113ページ参照）
・スプラウト（かいわれ大根など）1パック　・焼き海苔 適量
・きゅうり 1/2本　・ごま油 少々　・塩 少々

**作り方**
1 ボウルにささみを一口大に割いて入れ、スプラウトをハサミで半分の長さに切って入れる。きゅうりは種をとって斜め薄切りにして入れる。
2 焼き海苔を細かくちぎって1に入れて、ざっくりと混ぜ合わせる。
3 ごま油と塩を入れて混ぜたら完成。

いくとうメモ

こってり油っこい中華も、揚げずに低温調理でつくれば安心！モロヘイヤは食物繊維の王様なので便秘に悩む人は常備しておきましょう♪　モロヘイヤの塩おひたしは、水を切ったモロヘイヤに梅干しを混ぜたり、しらすやツナ、かつお節などをかけたり、低温調理したささみと和えたりしても◎。

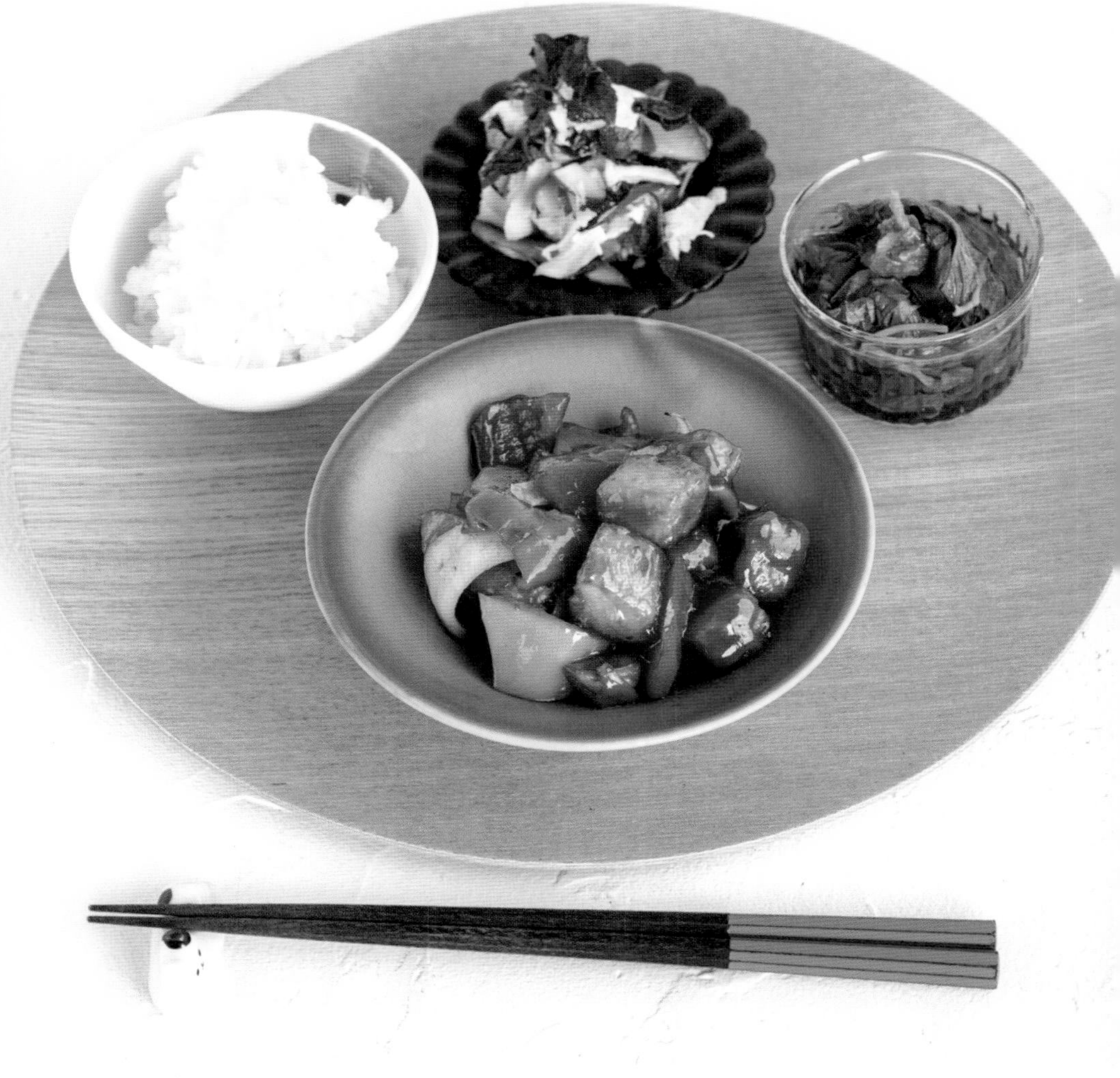

## サバ缶でつくるトマトソース焼き（日持ち冷蔵3日・冷凍可）

**材料（2人前）** ・サバ缶（水煮）1缶（160g程度） ・トマトピューレ（2倍濃縮）100cc
・おろしニンニク 少々 ・塩 小さじ1/2 ・とろけるチーズ 大さじ2

**作り方**
1 トマトピューレ、おろしニンニク、塩をよく混ぜてトマトソースをつくる。
2 サバ缶の汁を切ったら2つに分けて、それぞれアルミカップにのせる。
3 2の上に1をかけ、とろけるチーズをのせてトースターやグリルで焼き色をつけたら完成。

## しらたきのヤンウンセン風サラダ（日持ち冷蔵3日・冷凍不可）

**材料（4人前）** ・しらたき 1パック ・ひき肉（豚赤身もしくは鶏胸肉）100g
・生姜 親指大1かけ ・きくらげ 3〜4枚 ・きゅうり 1本
・にんじん中 10cm ・ヌックマム 小さじ1/2
A ・ラカントS 大さじ2 ・ヌックマム（もしくはナンプラー）大さじ3
・酢 大さじ3 ・糸唐辛子 お好みで

**作り方**
1 生姜は皮をむいて細い千切りに、きくらげは水で戻して細切りにしておく。にんじんは皮をむいて千切り、きゅうりは種をとって斜め薄切りにしておく。しらたきは一口大に切る。
2 鍋に湯（分量外）を沸かし、しらたきときくらげを強火で1分ゆで、ザルに上げる。
3 ひき肉にヌックマムをふりかけて混ぜておく。
4 鍋に少量の水50cc（分量外）を入れ沸騰させたら、3を鍋に入れ火を通す。
5 火を止めた4の鍋に、Aを全部入れて混ぜ、ホットドレッシングをつくる。
6 5に2を入れ、1の生姜、にんじん、きゅうりの順に混ぜながら入れる。お好みで糸唐辛子をのせて完成。

## なめこと昆布のネバネバ和え（日持ち冷蔵3〜4日・冷凍可）

**材料（4〜6人分）** ・なめこ 1袋 ・納豆昆布 約50g ・めんつゆ 大さじ2 ・水 200cc

**作り方**
1 容器になめこ、めんつゆ、水を入れ、ふわっとラップをかけて600Wの電子レンジで3分加熱する（全体にふわっと泡が出たら加熱完了）。
2 1に納豆昆布を入れて混ぜたら完成。

いくとうメモ

ヤンウンセンは通常、春雨でつくりますが、春雨をしらたきに置き換えたら一気にダイエットメニューに。お好みでパクチーを入れても◎。

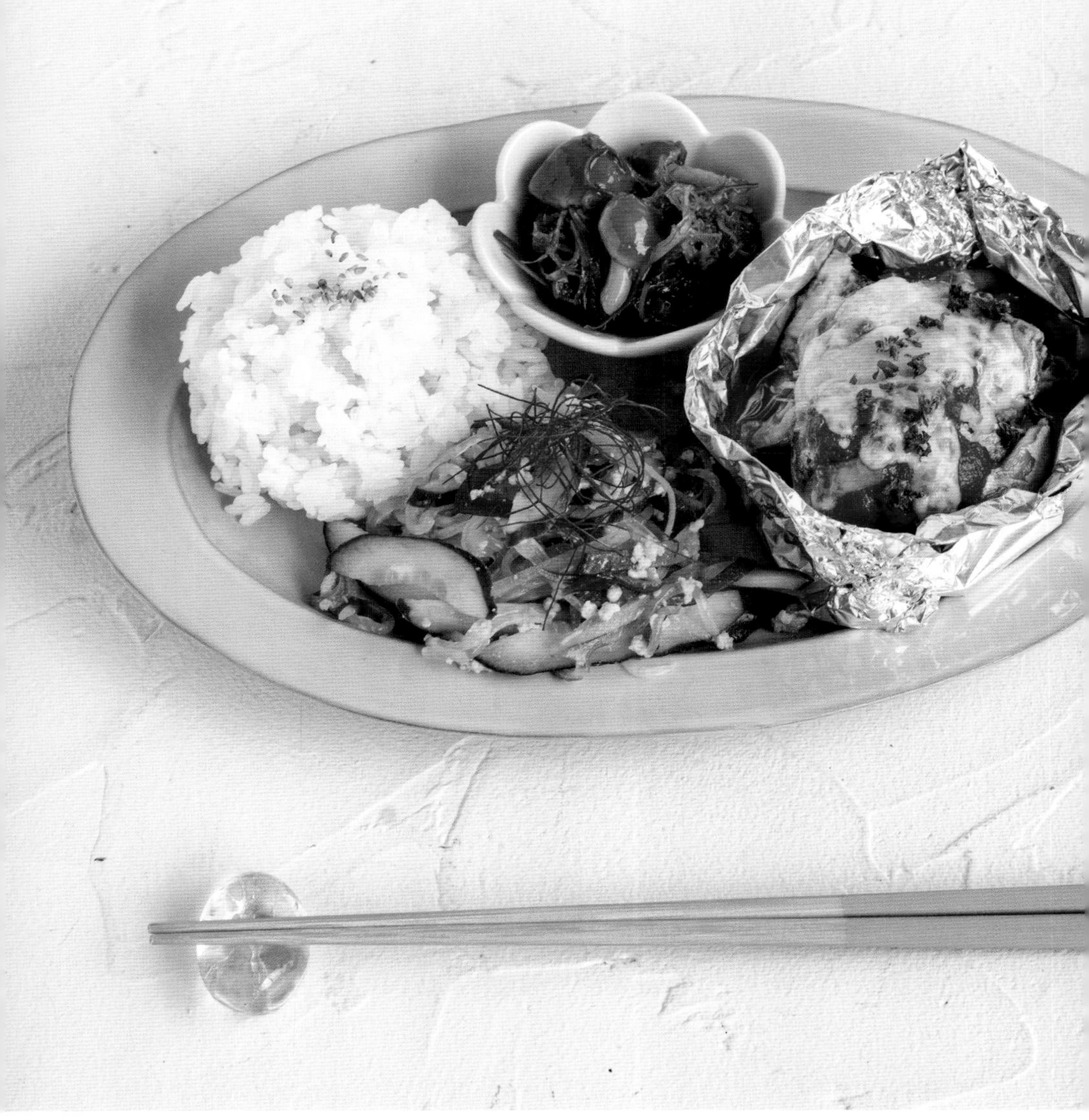

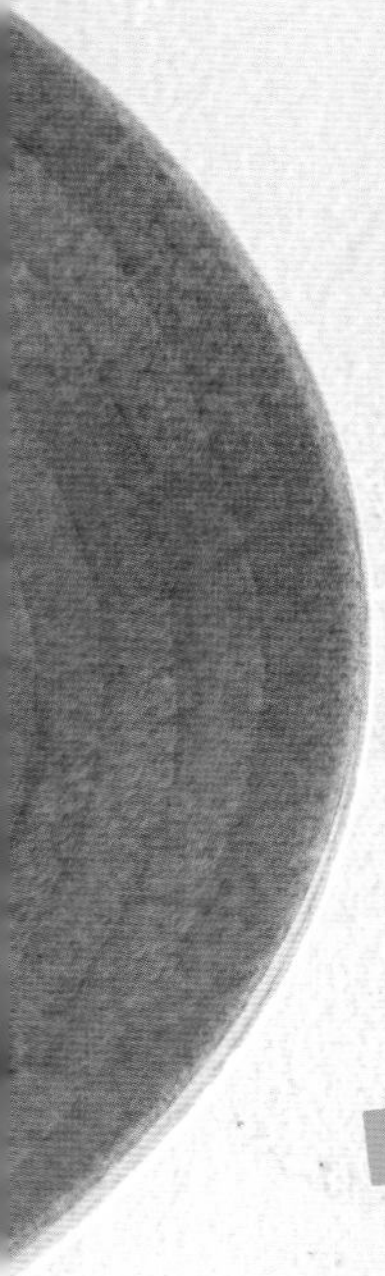

# 炊飯器でカオマンガイ（日持ち冷蔵3日・冷凍可）

**材料（2人分）**
・鶏もも肉（もしくは鶏胸肉）1枚
・ヌックマム（もしくはナンプラー）小さじ1.5
・米（もしくはジャスミンライス）1合　・塩 小さじ1/2
・パクチー 適量　・きゅうり 適量　・レモン 1/4個
・糸唐辛子 お好みで
※2人分ですがご飯の量は2人分以上になります。

**作り方**
1 鶏もも肉にヌックマムをまぶして30分置く。
2 炊飯器に研いだ米と1合分の水（分量外）を入れる。
3 2に塩を入れて軽く混ぜる。その上にキッチンペーパーで水気をとった1をのせて、炊飯する。
4 ご飯が炊けたら、鶏もも肉を切ってご飯とともに盛り付ける。
5 刻んだパクチーとスライスしたきゅうり、レモンを添え、お好みで糸唐辛子を肉の上にのせたら完成。

**いくとうメモ**

ご飯が余ったら、他の低温調理のお肉と一緒に召し上がってくださいね！　ご飯に鶏肉の旨味がしみこんでおいしい！鶏もも肉は重ねて入れると火が通らないので一度に多くつくるときでも重ならない1〜2枚がおすすめです。

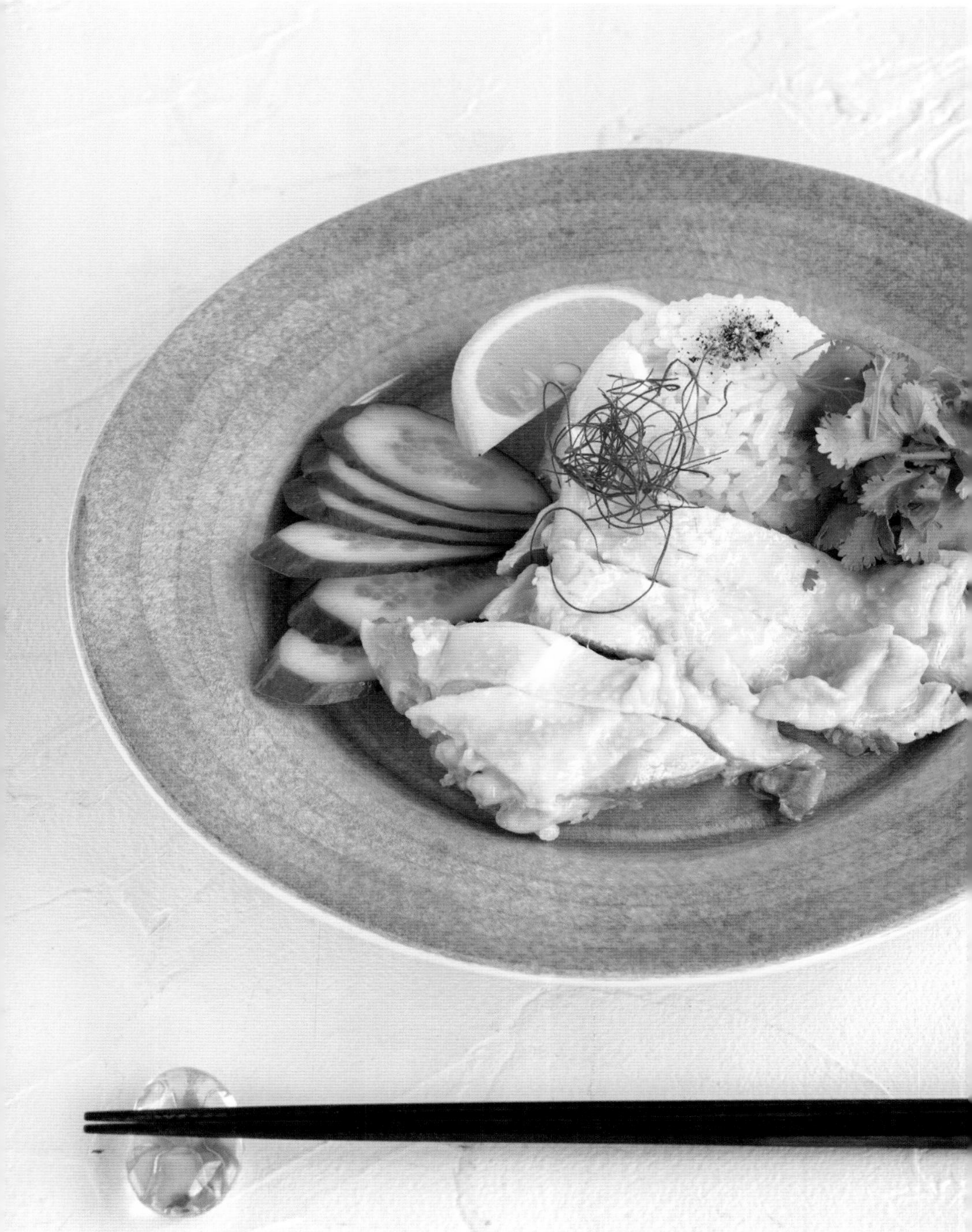

## recipe 7

# 炊飯器でサムゲタン

**(日持ち冷蔵3〜4日・冷凍可)**

※真空調理タイプの炊飯器では調理不可。

**材料(2人分)**

・手羽元 6本　・生米 大さじ2　・長ネギ 1/2本
・生姜スライス 4枚　・大根 5cm　・塩 小さじ1/2
・くこの実、なつめ、高麗人参、松の実など お好みで　・糸唐辛子や青ネギ お好みで

**作り方**

1 長ネギは細切りに、大根は皮をむいて短冊切りにする。
2 炊飯器の内釜に大根、長ネギ、糸唐辛子、青ネギ以外の材料をすべて入れ、材料がすべてかぶるくらいの水(分量外)を入れる。
3 炊飯のスイッチを押す。20分後に大根と長ネギを炊飯器に入れる。
4 炊き上がって水気が足りなければお湯を足して好みの濃度にする。
5 盛り付けてお好みで糸唐辛子と切った青ネギをのせて完成。
※食べるときに塩・胡椒(分量外)で味を調整しましょう。

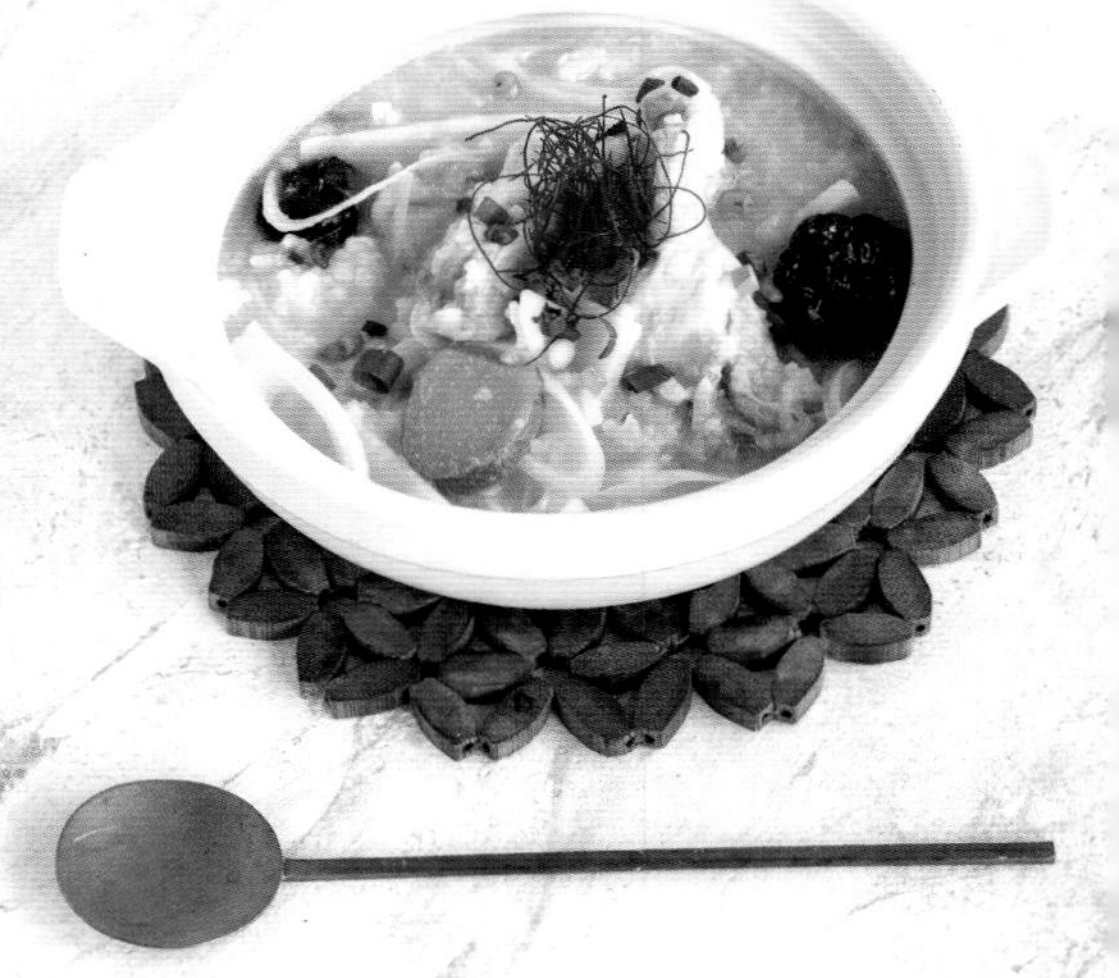

## recipe 8

# きのこクリームパスタ

**(日持ち冷蔵3日・冷凍可)**

**材料(2人分)**

・パスタ(乾麺) 100g　・しめじ 1パック
・低温調理済みの肉(鶏でも豚でも／※113ページ参照) 200g
・低脂肪乳 200〜300cc
・米粉(もしくは小麦粉) 大さじ1
・塩 小さじ1/2　・オリーブオイル 小さじ1
・パプリカやパセリのみじん切り お好みで

**作り方**

1 大きめの鍋に湯を2リットル(分量外)沸かし、小さじ2の塩(分量外)を入れ、パスタを表示時間通りゆでる。
2 低温調理済みの肉をスライスし、両面に塩・胡椒(分量外)、米粉をつける。
3 フライパンにオリーブオイルを入れ、2を入れて強火で両面焼く。
4 3にしめじを入れて炒め、低脂肪乳を入れて軽く煮込んだら塩で味を調える。
5 ゆであがった1と4をさっと和えて盛り付けパプリカやパセリをちらしたら完成。
※サラダなどの副菜と一緒に食べましょう。

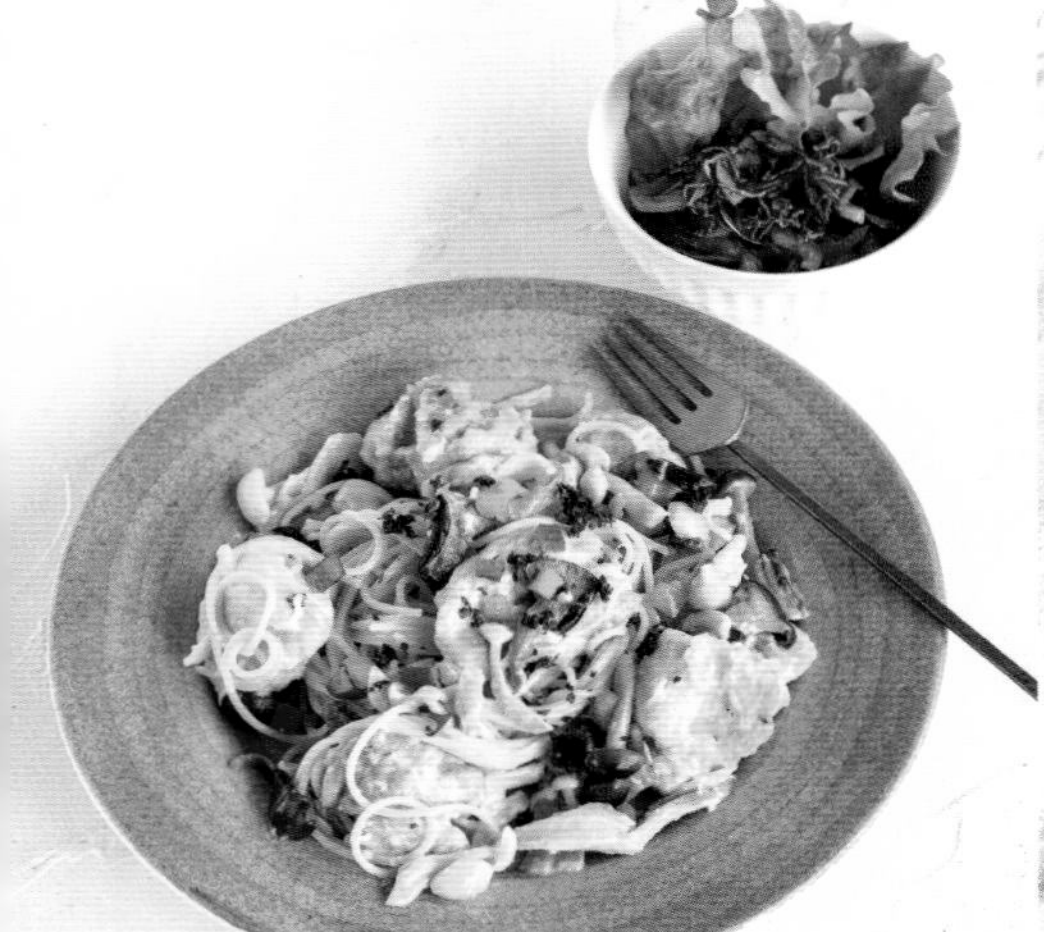

## recipe 9

# 糖質&脂質オフのチキンカレー
### (日持ち冷蔵3日・冷凍可)

**材料(2人分)**
- 鶏もも肉 1枚
- ヨーグルト(無糖) 100g
- 塩 小さじ1
- カレー粉 小さじ2〜3
- トマトピューレ 200g
- 炒め玉ねぎペースト(市販のものでOK) 120g
- ニンニクと生姜のみじん切り 各小さじ1
- 油(もしくはバター) 大さじ1

**作り方**

1 鶏もも肉を一口大に切り、ヨーグルト、カレー粉、塩と一緒にビニール袋に入れてよくもみ、30分以上つけておく。

2 鍋に油を入れ、ニンニクと生姜を弱火で炒める。

3 2に炒め玉ねぎペースト、トマトピューレを入れて沸騰させる。

4 3に1を入れて混ぜ、フタをして弱火で20〜30分煮込む。焦げてしまいそうなときは大さじ1〜2の呼び水(分量外)を入れる。

5 お皿に盛り付けたら完成。
※ご飯や副菜と一緒に食べましょう。

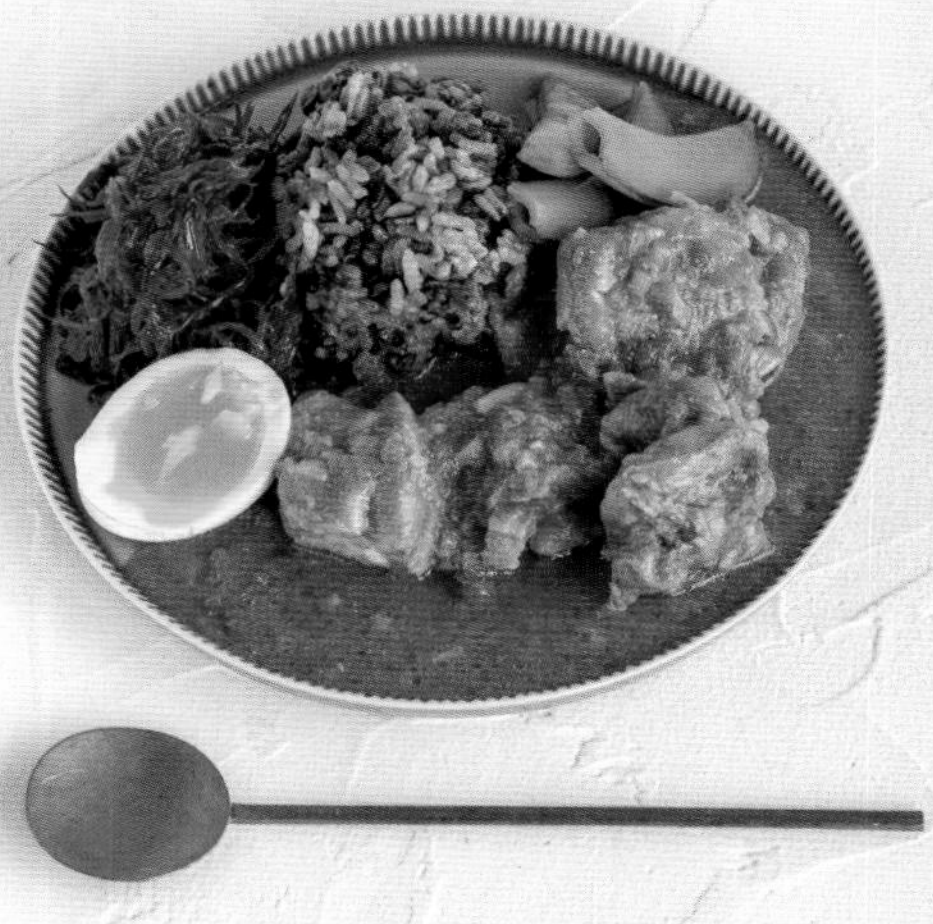

## recipe 10

# 豚とたらのチゲ
### (日持ち冷蔵3〜4日・冷凍不可)

**材料(2人分)**
- 豚ロースのスライス 100g
- たらの切り身 100g
- 絹豆腐 1/4丁
- 卵 2個
- 蒸しアサリなどの貝類、青ネギ、長ネギ、白菜、きのこなどをお好みで100gほど
- スンドゥブチゲの素(すりおろしニンニク少々、唐辛子お好み量、味噌大さじ1〜2を混ぜたものでもOK) 2人分
- 水 300cc ※または「スンドゥブチゲの素」の表記通り

**作り方**

1 卵以外のすべての食材を一口大に切る。

2 土鍋に、卵以外の材料を全部入れ強火にかける。

3 沸騰したら卵を割り入れてさらに加熱し、お好みで青ネギをふりかけたら完成。
※ご飯と一緒に食べましょう。

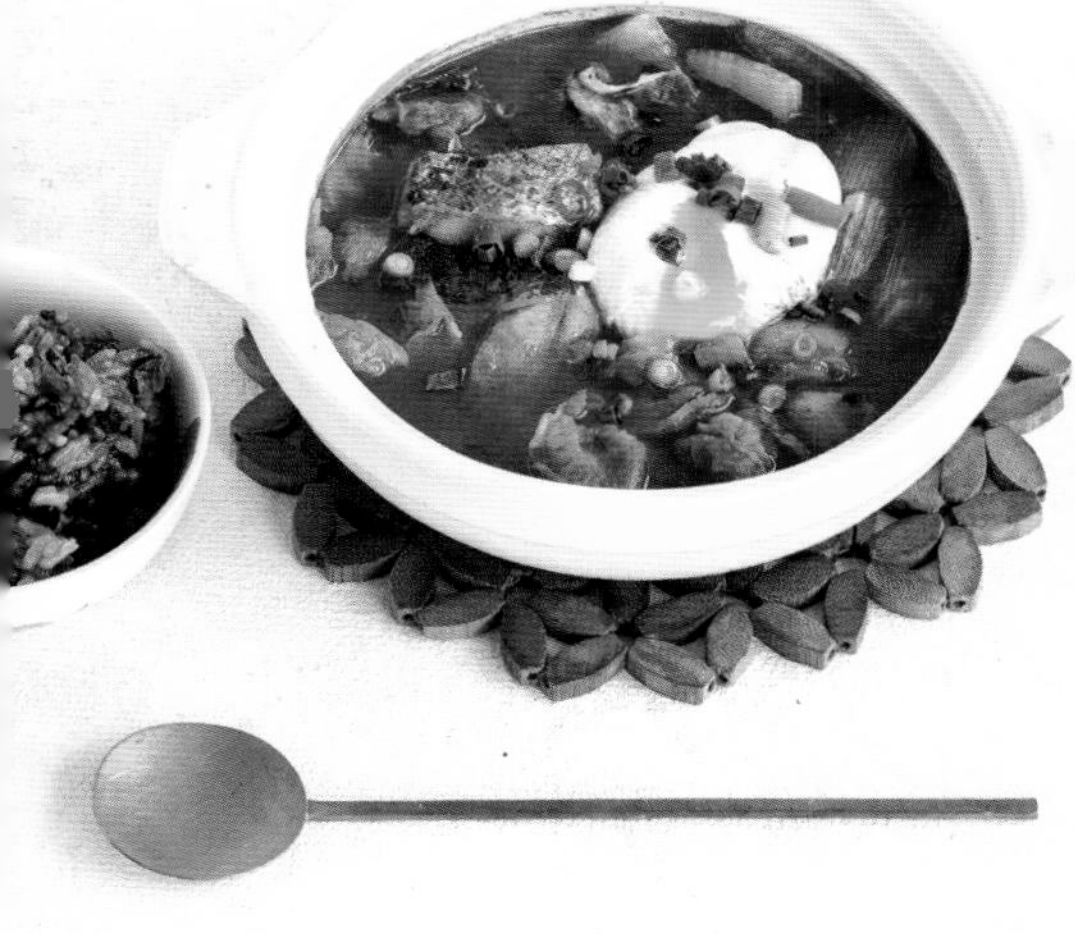

## recipe 11 しっとりソフトクッキー

（日持ち冷蔵6日・冷凍可）

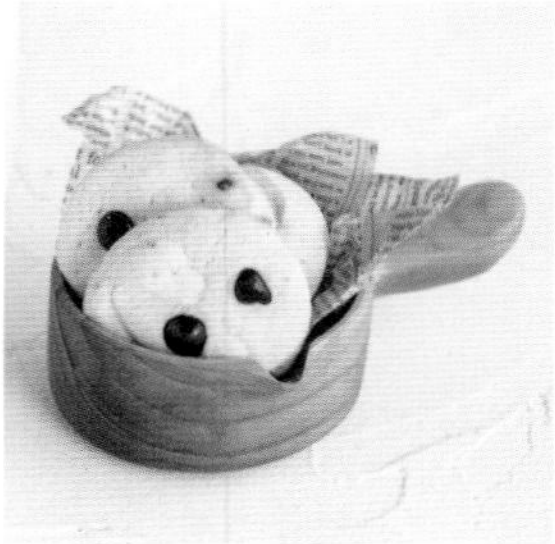

**材料（10枚分）**

・バター 25g　・カッテージチーズ（うらごしタイプ）100g
・ラカントS 45g　・卵 1個　・おからパウダー12〜15g
・オートミール粉 10g　・バニラオイル 少々
・低糖質チョコレート 20g

**作り方**

1 オーブンを160度に予熱する。
バターとカッテージチーズは常温に戻して柔らかくしておく。
2 ボウルに1とラカントSと卵、バニラオイルを入れて、泡立て器でよく混ぜる。
3 2におからパウダーとオートミール粉を入れ、泡立て器で混ぜる。
4 3に小さく切った低糖質チョコレートを入れ、ざっとゴムベラで混ぜる。
5 天板にオーブンシートをしいて、4をディッシャーやスプーンなどですくい落としたら、オーブンで20分焼く。焼き上がったら取り出し網の上などで冷まして完成。

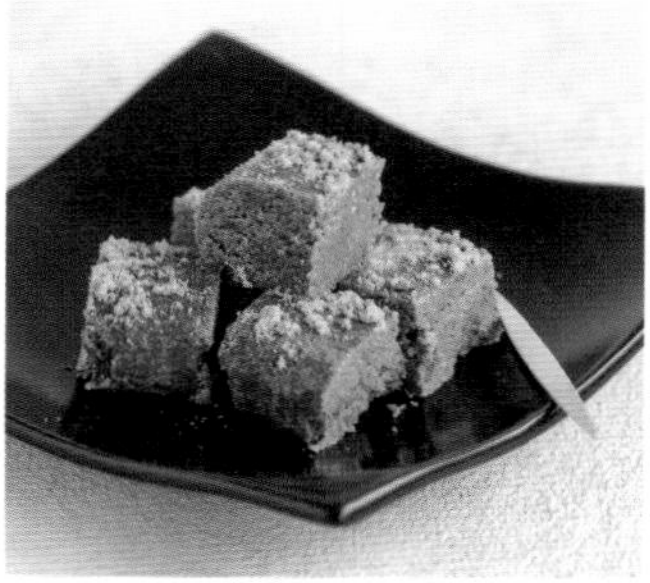

## recipe 12 腸活きなこ飴

（日持ち冷蔵6日・冷凍可）

**材料（20カット分）**

・きなこ（無糖）50g　・ラカントS 25g
・ラカントSシロップ 50g（うち、10gをオリゴ糖にしても）
・塩 ひとつまみ　・まぶす用のきなこ（無糖）少々

**作り方**

1 まぶす用のきなこ以外をすべてボウルに入れて練る。
2 ラップで包んだら包丁でサイコロ大に20個に切る。
3 2にまぶす用のきなこをまぶしたら完成。

## recipe 13 オオバコわらび餅

（日持ち冷蔵3日・冷凍不可）

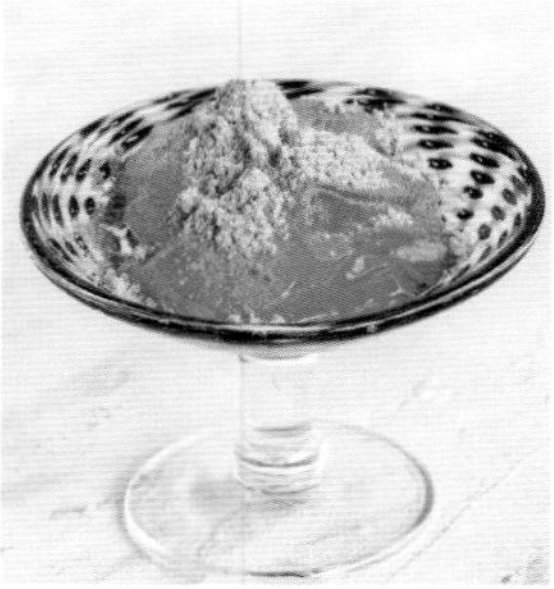

**材料（20カット分）**

・オオバコ 8g　・ラカントS 大さじ1　・水 300g
A・ラカントS 大さじ2　・塩 ひとつまみ　・きなこ（無糖）大さじ4

**作り方**

1 鍋に水を入れ、泡立て器でかき混ぜながら、オオバコとラカントSを加えてダマにならないようによく混ぜる。全部混ざったら中強火にかける。
2 木べらでよく混ぜながら、1がふくれるまで練る 。
3 ふくれたらラップをしいたバットに出し、たいらにしたらラップでフタをして冷ます。
4 完全に冷めたらカットして、混ぜたAをかけたら完成。

付　録

# こんなときどうする？ダイエットにつまずいたときの実践的Q＆A

Q

## 飲み会を乗り切る方法はありますか？

A

飲み会があるときは、次のことに気をつけましょう。

**1 アルコールと水を交互に飲んでアルコールの摂取量を減らす。**
**2 おつまみはタンパク質と野菜にする。**
**3 しめはお茶づけや、焼きおにぎりなど油を使っていないものにする。**

考えようによっては、居酒屋のメニューは食欲リセットダイエットに向いています。お刺身や焼き鳥など油を使っていないおつまみでタンパク質をとり、味噌きゅうりなどドレッシングがかかっていない副菜を食べ、最後に焼きおにぎりなどでカーボラストすれば、居酒屋メニューも基準食になります。

発想の転換で、ダイエット中でも楽しく飲み会を乗り切りましょう！

飲み会後の対応を間違えると、代謝が低下して太るという恐ろしいループが始まるので注意しましょう。

「昨日はたくさん飲んで食べたから、今朝は食事を抜いておこう」ということだけはしないように。

飲んだ翌日こそきちんと食べなくてはいけません。

特にお酒を飲んだ翌朝は、**絶対に主食（ブドウ糖）を抜かないこと**。また、アルコールの分解に使われてしまったビタミンBとビタミンC、マグネシウムを補うために、**あおさの味噌汁を飲むのがおすすめ**です。

アルコールの体重への影響が抜けるのには約2日かかります。

翌朝は脱水するのでそれほど増えず、翌晩くらいが体重増のピークになります。

そのため、続けて飲み会に行くのは避け、元の体重に戻してから次の飲み会に行くようにしましょう。

Q

# 旅行に行ったら一気に太ってしまいました。どうしたらいいでしょうか？

A

ダイエット中の旅行はやめておこうなんて考えだとダイエットは続きません。「じゃあ、旅行先で太らないように、いつもと同じように食べればいいの？」いやいや、それもつまらないので、せっかくだから食事を楽しんでください。

すべきことは、**旅行から帰ってきたら基準食をしっかり3食食べること**。

ただ、たくさん食べた旅行直後は8分目の感覚が狂っているはずなので、最初に基準食を食べたときに「物足りない？」と感じるかもしれません。でもそれは脳のエラーなので食べ足さないように。それだけであっという間に元の体重に戻ります。

「たくさん食べたから、食事を減らさなきゃ」と考えがちですが、腹8分目は体重が減って代謝が落ちないギリギリの量です。それ以上減らしたらいつか我慢ができなくなりますし、代謝低下につながります。

ですので、旅行などで体重が増えたときは必ず基準食に戻るようにしましょう。

Q

## 食べすぎちゃうとき、体に何が起こっているのでしょうか？

A

イライラ、ソワソワ……。さっき食べたばかりなのになんだか口寂しい……。それは血糖値が下がっている証拠です。そんなときは、ほんの少し血糖値が上がるものを食べるのがおすすめです。

具体的には、**甘栗4～5個、ひと口おにぎりなど、ブドウ糖が10gほどとれるお助けおやつだとベスト**です。

「血糖値が上がるように、甘いものを食べればいいのでは？」と思うかもしれませんが、砂糖ではブドウ糖がとれず、血糖値の急上昇&急降下がセットでやってきます。69ページでお話ししたとおり、急降下時にはさらにお腹が空くので、負のループに入ってしまいます。これは一番避けたい事態です。

そのため、口寂しいなと感じたら、血糖値を少しだけ上げることができる「お助けおやつ」を投入しましょう。

Q

## 何でこんなにおやつが食べたくなるのでしょうか？

A

「おやつを食べたい！」と思うときは、大抵は脳の誤変換でそう感じているだけです。

- チョコレートが食べたい＝鉄・マグネシウム不足
- ポテトチップスが食べたい＝マグネシウム不足
- ナッツが食べたい＝ブドウ糖不足・タンパク質不足
- 氷などガリガリしたものが食べたい＝鉄不足
- 甘いものが食べたい＝ビタミンC不足・ブドウ糖不足・タンパク質不足
- 何か食べたい＝タンパク質不足

重複しているものもあるので見極めがむずかしいですが、**自分の食べたい欲求を観察して、体が本当に欲している栄養を補給するようにしましょう**。そうすればおやつ欲はおさまりますよ！

## Q お腹が空いて我慢できない！　そんなときは何を食べたらいいでしょうか？

## A

どんな理由で食べるのかによってアドバイスが変わります。

### A 仕事や移動などで食事の間隔が空きすぎてしまったとき

▼飢餓モードを止めるために糖質を食べる必要があります。食物繊維もある甘栗がおすすめです。市販のもち麦バーなどもよいでしょう。

### B ただ甘いものを食べたいとき

▼本当にお腹が空いているのか、甘いものを食べたいだけなのか一度考えてみましょう。そのうえで、ダイエットの影響を最小限にするならば食事の前後4時間を空け、血糖値スパイクを起こさない糖質10g以下のものを選びましょう。

### C 寝る前にお腹が空いたとき

▼夜間の睡眠を保つために、プロテインに甘酒を入れたものや甘栗、スープにご飯やオートミール（30gまで。大さじ1～2杯）を入れたものなどを食べましょう。

## Q カーボラストしにくいものはどう食べたらいいでしょうか？

## A

カーボラストがしにくい食べものの代表が、丼ものと麺類です。

丼ものや麺のときは、具を先に食べるという方法もありますが、いちばんのおすすめは、**サイドメニューを追加すること**。

ダイエットをしているのに追加メニュー？

そう思うかもしれませんが、パスタならタンパク質がのったサラダ、お蕎麦なら卵焼きや板わさ、ラーメンなら煮卵やチャーシュー。うどんなら肉やわかめ、お寿司や海鮮丼なら茶碗蒸し……こんな具合に、クッションになる食物細繊と、できれば不足しがちなタンパク質を補える一品を追加しましょう。

また、丼もののご飯や麺は1人前の糖質量が60g以上の場合も多いので、あらかじめ半量にしてもらうとダイエットが進みやすくなります。どんなメニューでもカーボラストをあきらめないで工夫してみてくださいね。

Q

## パートナーも一緒にやせさせることはできますか？

A

「パートナーが肥満気味。健康診断の数値も気になるし、なんとかやせさせたい」というお悩みも多く寄せられます。

食欲リセットダイエットでは、パートナーも自然とやせるケースが、数えきれないほどあります。

「日中は勤務先で外食しているから、お弁当を準備しなきゃいけないの？」と思うかもしれませんが、それもご心配なく。**朝晩を基準食にし、タンパク質をしっかり補給、カーボラストに徹する。これだけでもやせることが可能です。**

外食に頼りがちなランチについては「丼物はやめてね」くらいでOKです。お付き合いでの夜の飲み会は、130ページの内容を実施すれば問題ありません。

**タンパク質の量は体重比で決まるので、パートナーの体重が多い場合は、それに合わせて増やすようにしましょう。**

Q

# 急に体重が落ちなくなりました。なぜでしょうか？

A

ダイエットが順調に進んでいたのに、体重が変わらない停滞が続いている……。ダイエットをしていてやめてしまう可能性が高いのは、こんなときです。

2週間以上体重が同じなら、「ダイエットの踊り場」に到達したと考えてよいでしょう。今まで進んできたからこその到達です。

ダイエットの踊り場に至った原因は3つ考えられます。

**A やせてきたので、必要な食事量を見直す必要がある。**
**B 古い脂肪細胞にアタック中。**
**C うっかり飢餓（代謝低下）になっている。**

それぞれの対策が違うので、正しい対策をとることが大切です。

**A**

ダイエットをしてきて体重が減ったので、**最初ほどたくさんのタンパク質を必要としなくなった**ということです。少しだけ、食事の量を減らしてみるといいでしょう。

**B**

脂肪細胞は袋みたいなものです。中に脂肪が入っています。やせていくときは、より新しい袋からどんどん脂肪を取り出しながらやせていきます。

逆に古ければ古いほど中身を取り出しにくくなっています。中身が取り出せなければ、その脂肪細胞を減らしていくことはできません。

やせなくなってきたときは、新しくて中身が取り出しやすい脂肪細胞は空っぽになってきたということです。これは、とてもうれしい状態です。

では古い脂肪細胞からは、どうしたら脂肪を取り出せるのでしょうか。

古い袋は長年パンパンの状態が続くうちに、炎症を起こしてしまっています。

中身をとり出すには、**細胞の炎症を抑えて袋を空けやすくする必要があります**。

**「魚の油」「ビタミンC」「ビタミンD」を多くとると、この炎**

**症が治ってきます。**

缶詰でも大丈夫なので、ぜひタンパク質として魚を積極的に食べてみてください。

C「食事時間が空きすぎると飢餓になる」と、85ページでお話ししました。

この飢餓は食事の間隔が空きすぎてしまった場合の他に、**うっかりブドウ糖をとれなかったり、たくさん活動しすぎて足りなくなったりすることでもなってしまうことがあります。**

「うっかり飢餓」の対策は、107ページをご参照ください。

「ダイエットの踊り場」で、体重がなかなか減らないときもやけにならず、原因を探して淡々と対処しながらダイエットを続けていきましょう。

# おわりに

生徒さんがよくこんなことをいいます。

「1日で100gしか減らないんです」

その度に「それってすごいことなんだよ！　1カ月経ったら3kg以上減ってるってことだよ」というと、皆さんなんだか納得したような、不満なような、複雑な顔をします。

「だって、もっとスルスルやせたいんです！」と。

このイメージが、ダイエット迷子をつくっているのかもしれません。


1kgの脂肪をつくるのには、7200キロカロリーが必要です。ご飯なら2・5kgのお米を炊いていつもの食事にプラスして食べる必要があります。ショートケーキなら16個分。一度にはなかなか食べられないですよね。

でも、毎日の積み重ねで少しずつ太っていくことは可能です。

ちょっとつまんだお菓子や、デザート、大盛りご飯。一気に食べることはできなくても、毎日ほんの数gの脂肪を増やしていくのは、意外とカンタンなのです。

ダイエットはその逆をすること。本来かなり気の遠くなるような作業です。太るときも、やせるときも、コツコツと。毎食の選択を少しだけ、やせるほう、健康的なほうへ。今まで無意識にやっていた太る習慣を変えていく必要があります。

この本には、そのためのコツをめいっぱい詰め込みました。

「私の体ってよくできてる！」

「代謝って面白い！」

私がダイエットを通して感じた人間の体の面白さに、1人でも多くの人が共感して「よし！　実験だ！」と、楽しみながらダイエットしてくれたら、著者としてこれほどうれしいことはありません。

私はダイエットを教えていますが、みんながやせたらいいとは思っていません。

ダイエットという時間を使って、自分のことを信頼できる人、自分のことを好きな人が増えたらいい。

自分に自信がもてなかった私が、毎日の食品を選ぶうちに「未来を見据えた選択」ができるようになり、それが食事以外のことでもできるようになり少しずつ自分の選択に自信が出てきて、前向きになれたように。

そのためには絶対に失敗しないダイエットにする必要がありました。

だって、失敗したら、また自信を失ってしまうから。

この本のどのページを開いても、そこにはダイエットを前に進めるためのエッセンスしかありません。

食欲リセットダイエットをしながら、何歳になっても使える、あなただけの無敵のトリセツをぜひつくってくださいね。

いくとう ひさよ

**著者紹介**

## いくとうひさよ

株式会社 Sayo's Lab代表取締役／小桃堂オーナーセラピスト／料理研究家／ダイエットコーチ

1974年生まれ。飲食店を経営する母の元に生まれ、自身も飲食業界でメニュー開発等を長く経験。幼少期からぽっちゃり体型で、20代前半はエネルギーはあれど、体調は最悪。年に一度しか生理がない、肩こりや腰痛、頭痛で悩まされる日々。不妊治療をきっかけに30代はアーユルヴェーダや自然療法などを通して、心や体のケアの大切さを伝えることを仕事にする反面、過去最高体重である62kgをマーク。42歳のとき、栄養学を取り入れたダイエットを始めたところ、２カ月で９kg減、半年で14kg減のダイエットに成功する。そこから、自身の体を使った実験と検証を重ね、独自で構築したメソッドでダイエット指導を始めるに至る。これまで計1000人以上のダイエットをサポートし、実践者の99％以上がダイエットに成功、全員が「人生最後のダイエット」となる。この世から消した脂肪は２t以上になる。大切にしている言葉は「仮説・実験・検証が日常にあると、人生は豊かになる」。ICF(国際コーチング連盟)PCC資格保持、栄養コンシェルジュ®２ッ星保持、１ッ星セミナー認定講師、ミセスジャパン2021沖縄大会準グランプリ、ジャイロトニック®トレーナー。

**監修者紹介**

## 伊藤路奈（いとう・るな）

産婦人科専門医／産婦人科指導医／女性ヘルスケア専門医／健康スポーツ医
一般社団法人産前産後ケアステーションつむぎ代表理事

３人の男の子を育てながら大学病院で研鑽を積む。周囲の支援の大切さを痛感し、常に患者さんに寄り添う立場での医療を目指す。現在は久我山病院産婦人科医長および杏林大学医学部産科婦人科学教室非常勤講師として、主にお産、女性の各ライフステージにおける疾患の治療、スポーツ医学に携わる。

2t《トン》の脂肪《しぼう》を消《け》した
食欲《しょくよく》リセットダイエット　〈検印省略〉

2024年　6　月　7　日　第　1　刷発行
2024年　11　月　14　日　第　4　刷発行

著　　者――いくとう　ひさよ
監 修 者――伊藤　路奈（いとう・るな）
発 行 者――田賀井　弘毅

発行所――株式会社あさ出版
〒171-0022　東京都豊島区南池袋 2-9-9 第一池袋ホワイトビル 6F
電　話　03（3983）3225（販売）
　　　　03（3983）3227（編集）
ＦＡＸ　03（3983）3226
ＵＲＬ　http://www.asa21.com/
E-mail　info@asa21.com
印刷・製本　（株）光邦

note　http://note.com/asapublishing/
facebook　http://www.facebook.com/asapublishing
X　http://twitter.com/asapublishing


ISBN978-4-86667-683-8 C2077